G. LONDA / T. LONDA

ERFAHRUNGEN AUS DER PRAKTISCHEN
KIEFERORTHOPÄDIE

G. LONDA / T. LONDA

ERFAHRUNGEN AUS DER PRAKTISCHEN
KIEFERORTHOPÄDIE

Bibliografische Information der Deutschen Nationalbibliothek
Die Deutsche Nationalbibliothek verzeichnet diese Publikation in der
Deutschen Nationalbibliografie; detaillierte bibliografische Daten
sind im Internet über http://dnb.d-nb.de abrufbar.

Gennadij Londa, Theresia Londa
Erfahrungen aus der praktischen Kieferorthopädie

Berlin: Pro BUSINESS 2013

ISBN 978-3-86386-529-0

1. Auflage 2013

© 2013 by Pro BUSINESS GmbH
Schwedenstraße 14, 13357 Berlin
Alle Rechte vorbehalten.
Produktion und Herstellung: Pro BUSINESS GmbH
Gedruckt auf alterungsbeständigem Papier
Printed in Germany
www.book-on-demand.de

Inhaltsverzeichnis

I.	EINLEITUNG	7
II.	NIEDERLASSUNGSORT – PRAXISPLANUNG – EINRICHTUNG – PERSONAL	11
	Besonderheiten beim Aufbau einer kieferorthopädischen Landpraxis	11
III.	VIER SÄULEN DER PRAKTISCHEN KIEFERORTHOPÄDIE	19
	1. Diagnostik	19
	2. Therapieplanung – Rationaler Mechanikplan	25
	3. Multibandbehandlung – Individualisierte und standardisierte Multibracket-Kombinationstechnik	29
	3.1 Individuelle Bracketpositionierung	29
	3.2 Disokklusion	44
	3.3 Gerade Bögen	49
	3.4 Elemente der Segmentbogen-Technik	57
	3.4.1 Segmentbogen	58
	3.4.2 Hebel-Aufrichtungsfeder	62
	3.4.3 Intrusionsbogen	64
	3.4.4 Hasund-Feder	65
	3.4.5 Tip-back-Feder	67
	3.4.6 ART-Feder (Anterior Root Torque)	67
	3.5 Verankerung	69
	3.6 Beseitigung transversaler Defizite	74
	3.7 Beseitigung sagittaler Diskrepanzen	82
	3.8 Beseitigung vertikaler Diskrepanzen	93
	3.9 Zahnbewegung und Verankerungskontrolle	94
	3.10 Retention	96
	4. Etwas über die Behandlung mit herausnehmbaren Apparaturen	101

| IV. | FALLBEISPIELE | 103 |

V.	DIE „PEIN UND PANIK" IN DER BEHANDLUNG	145
	1. Karies	145
	2. Schmelz-Dentin-Frakturen	146
	3. Wurzelresorptionen	150
	4. Gingivarezessionen	152
	5. Schleimhauthyperplasie	154
	6. Funktionsstörungen des Kauorgans	156
	7. Rezidiv	157

| VI. | EIN BISSCHEN STATISTIK – QUALITÄT TROTZ QUANTITÄT? | 163 |

| VII. | NACHWORT | 169 |

| VIII. | LITERATURVERZEICHNIS | 171 |

I. EINLEITUNG

Der Wunsch nach qualitativer und effizienter Versorgung einer größeren Zahl von Patienten in einer kieferorthopädischen Praxis ist für jeden kieferorthopädisch tätigen Kollegen stets aktuell. Um diesen Wunsch zu realisieren, sollten eine entsprechende Organisation, Management, qualifiziertes Personal und insbesondere eine rationale Diagnostik mit einer einfachen, plausiblen, effizienten und wirtschaftlichen kieferorthopädischen Technik in der Praxis eingeführt werden.

Heute haben wir viele wissenschaftlich erforschte und erprobte Techniken, exzellente Apparaturen und Instrumentarien. Der kieferorthopädische Markt bietet uns eine Unmenge von verschiedenen Brackets, Drähten, Hilfsteilen, Kunststoffen, Klebern etc. Es gibt fast alles, was man sich nur wünschen kann. Und trotzdem oder gerade deswegen gibt es viele Fragen zum Alltag in einer kieferorthopädischen Praxis, zum Beispiel: Welche Brackets soll ich in Zukunft anwenden (Damon, Speed, traditionelle Twin-Brackets oder noch andere)? Welche skelettale Verankerung ist für meine Technik geeignet (Minischrauben, Pins, Miniplatten etc.)? Welches Composite ist bei den geklebten Langzeit-Retainern am sichersten für meine Patienten? Mit welcher einfachen und wirtschaftlichen Technik kann ich möglichst ohne Stress für den Patienten und den Behandler, trotz größerer Patientenzahl, Behandlungen mit dem bestmöglichen Resultat durchführen und abschließen (Bergen-Technik, Straight-Wire-Technik, Segmentbogen-Technik etc.)?
Natürlich findet man viele Antworten in wissenschaftlichen Publikationen. Aber Literatur ist leise, dagegen ist die „Industrie-Trommel" laut. Viele von uns haben immer wieder diese oder jene Fragen. Um diese zu beantworten, nutzen wir nicht nur Literatur, Fortbildungen, Tagungen und Kongresse, auch die bei diesen Fachveranstaltungen stattfindenden sehr informativen „Pausengespräche" mit erfahrenen Kollegen erklären so manche Frage und geben Antworten.

Nach der Eröffnung unserer eigenen Praxis wurden wir regelrecht überrollt von seit längerer Zeit auf kieferorthopädische Behandlung wartenden Patienten, so dass wir schon nach kurzer Zeit eine „Warteliste" führen mussten. Zunächst waren wir glücklich über die vielen Patienten, aber nur in den ersten Wochen und Monaten nach der Niederlassung. Es kam der Punkt, an dem sich Stress und auch teils Überforderung bemerkbar machten. Das Personal war noch nicht genügend geschult, die zahnärztlichen Helferinnen waren noch keine kieferorthopädischen Fachhelferinnen. Ohne entsprechende Assistenz war es mit der eingeführten Bergen-Behandlungstechnik nur schwer möglich, mehrere Patienten nebeneinander zu versorgen. Es kamen Unzufriedenheit, Frustration und Ärger auf.

Um eine große Patientenzahl ohne Stress relativ einfach, plausibel und mit hoher Qualität trotz Quantität zu versorgen, war die Suche nach einem effektiven Behandlungssystem und entsprechender Organisation in allen Praxisbereichen unbedingt notwendig.

Nach einigen Jahren mit täglichem Praxisstress und stets zunehmenden Anforderungen fanden wir in einem Programm-Angebot für eine internationale kieferorthopädische Fortbildungs-Tagung in Kitzbühel einen Vortrag mit dem Titel: „Qualität trotz Quantität". Wir meldeten uns sofort zur Tagung an. Der Vortrag von Dres. Ute und Lorenz Moser aus Bozen war unvergesslich interessant, sehr lebendig, hilfreich und für uns ermutigend. Sie referierten über ihre Arbeit und zeigten mit einfacherer Technik ausgezeichnet behandelte Fälle, die von externen Spezialisten der Universität Graz nach dem PAR-System alle als sehr gut bewertet wurden. Später besuchten wir Dres. Moser in ihrer Praxis in Bozen und durften ihre praktische Arbeit direkt am Patienten-Stuhl beobachten. Überzeugt vom Gehörten und Gesehenen stellten wir unsere Praxis-Organisation und die therapeutische Tätigkeit radikal um.

Heute wissen wir, dass standardisierte Arbeitsabläufe in allen möglichen Bereichen der täglichen Praxisarbeit und eine standardisierte Behandlungstechnik die leichtere Bewältigung vieler organisatorischer Anforderungen und vor allem der meisten Behandlungsaufgaben ermöglichen.

Die von uns in den letzten 15 Jahren angewandte individualisierte und standardisierte Behandlungstechnik, die eine Kombination Low Force System mit der Straight-Wire-Apparatur und Elementen der Segmentbogen-Technik darstellt, möchten wir hier detailliert beschreiben. Diese Technik, die etliche Kollegen anwenden, die aber in der Literatur nur selten erwähnt wird, erlaubte uns, die besten Eigenschaften dieser Systeme zur Lösung vieler therapeutischer Probleme einzusetzen.

Wir wollen hier auch über unsere Fehler, die wir trotz Wissens machten, schreiben und nicht verschweigen. Vielleicht hilft es dem ein oder anderen kieferorthopädisch tätigen Kollegen, diese Fehler zu vermeiden.

Am Schluss dieser Arbeit fügen wir statistisch bearbeitete Daten zur Illustration unseres Berichtes an.

II. NIEDERLASSUNGSORT – PRAXISPLANUNG – EINRICHTUNG – PERSONAL

Besonderheiten beim Aufbau einer kieferorthopädischen Landpraxis

Die Entscheidung uns niederzulassen, fiel uns nicht leicht und konfrontierte uns mit vielen Fragen. Wir wussten lediglich genau, dass wir nur dort zufrieden leben können, wo genügend Arbeit auf uns wartet. Mit Hilfe von Wirtschaftsberater, Steuerberater, Kreditinstitut und nicht zuletzt gesundem Menschenverstand entschieden wir uns für eine kleine Kreisstadt, mit allen Schulen, Fachärzten und Ämtern vor Ort. Der Landkreis, direkt an der Nordseeküste gelegen, umfasst ca. 657 km², zwei schöne Inseln, 19 Gemeinden mit malerischen Dörfern und hat 57280 Einwohner. Außerdem gefiel uns „Arbeiten dort – wo andere Urlaub machen!"

Wir starteten mit neuen Praxisräumen, zentral gelegen und mit Parkplätzen vor dem Haus. Die angemieteten Räume mit circa 250 m² erwiesen sich recht bald als zu klein, zu eng, nicht ausreichend und nicht optimal geplant.
Wir hatten nicht genügend die regionalen Gegebenheiten wie die Größe des Einzugsgebietes und die Infrastruktur des ländlichen Raumes berücksichtigt. Unsere Patienten hatten größtenteils lange Anfahrtswege, manche sogar 1 – 1 ½ Stunden bis zur Praxis. Die Inselbewohner sind zudem abhängig von Tidezeiten und Fähren. Die meisten unserer Patienten kommen mit mindestens einer Begleitperson. Da aber auch nicht jede Familie ein Auto zur Verfügung hat, Schulbusse und Bus oder Bahn nicht warten, bildeten sich oft kleine oder auch größere Fahrgemeinschaften. Obwohl häufig die Begleitpersonen die Fahrt zu unserer Praxis für einen Einkauf in der Kreisstadt nutzten, war unser Wartezimmer meist überfüllt. Hinzu kamen Wartende bei unvorhergesehenen und terminmäßig nicht vorher eingeplanten Reparaturen. Bei solchen Entfernungen und Anfahrtszeiten kann man aber die Patienten nicht abweisen oder zu einem neuen Termin zur Reparatur bestellen.

Die Lösung vieler Probleme brachte uns das Angebot, mit unserer Praxis in ein Gebäude – zugehörig zum Kreiskrankenhaus – umzuziehen. Beim Umbau und der Neugestaltung dieser Altbauräume konnten wir mit Hilfe eines ausgezeichneten Architekten und vor allem unserer bisherigen Praxiserfahrungen die Fehler der „alten" Praxis vermeiden und unsere Vorstellungen von einer optimalen, funktionalen und modernen kieferorthopädischen Praxis verwirklichen: leicht zu finden (Krankenhaus), ausreichend kostenfreie Parkplätze vor dem Haus für Praxisbesucher und Mitarbeiter, innen viel Platz, Licht, ruhige Farben (weiß und blau), schallgedämmt, freundlich, dezent, ästhetisch, funktional und natürlich den medizinischen Anforderungen entsprechend.

Unsere neuen Räume mit circa 350 m² bieten einen großzügigen Warte- und Rezeptionsbereich, übersichtliche Behandlungsräume, ausreichend Nebenräume und trotz Praxisgröße kurze Wege für alle (Abb. 1).

Es ist nicht notwendig, hier alle Funktionsbereiche und ihre Einteilungen zu beschreiben, aber der ein oder andere Hinweis hilft vielleicht bei der Planung der eigenen Praxis. Einige unserer Meinung nach wesentliche Punkte möchten wir besonders hervorheben.

Wie bereits erwähnt sollten Wartebereich, Anmeldung und Behandlungsräume ausreichend groß sein. In unserer Praxis dürfen alle Begleitpersonen – Eltern, Geschwister, Freunde, Großeltern, Tanten, Onkel und Fahrer – auf Wunsch des Patienten im Behandlungsraum dabei sein. Die so sehr lockere und oft lustige Atmosphäre (Treffen von Klassenkameraden, Bekannten und Nachbarn) brachte uns stets ein sehr positives Feedback.

Als sehr hilfreich in Bezug auf kurze Wege innerhalb der Praxis erwiesen sich neben der entsprechenden Anordnung und Lage der einzelnen Räume Durchreichen zwischen Anmeldung und Behandlungszimmern oder zwischen Abdruckraum und Labor. Alle hintereinander liegenden Behandlungsräume wurden zur guten Übersicht mit großen Verbindungsfenstern versehen. Selbstverständlich sind alle Räume mit Gegensprechanlage verbunden. Jeder Arbeitsbereich – von Anmeldung bis Labor – sollte die erforderliche Ausrüstung (Apparate, Instrumente, Verbrauchsmaterialien etc.) direkt an Ort und Stelle haben.

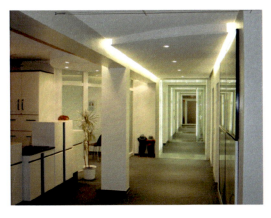
a.

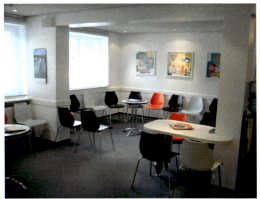
b.

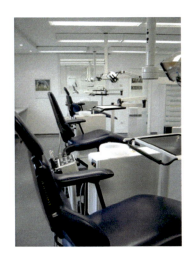
c.

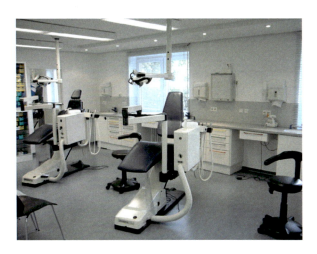
d.

Abb. 1   Einblicke in die Praxisräume

a. Anmeldung | b. Empfangsraum | c. und d. Behandlungsräume

In unserer Praxis findet sich in jedem Behandlungsraum ein sog. Zentralschrank mit kieferorthopädischen Instrumenten und Verbrauchsartikeln wie Brackets, Bänder, Bögen, Hilfsteile etc. Jeder Instrumentenschrank am Behandlungsstuhl ist identisch bestückt mit zahnärztlichen Instrumenten, Hygiene- und Hilfsmaterialien. An jedem Platz kann ein Zahnsteingerät, ein Air-Polishing-Gerät, eine Turbine etc. eingesetzt werden. Gutes, direktes Licht von einer OP-Leuchte am Stuhl ist für uns unverzichtbar ebenso wie die Speifontäne mit Absaugung. Der Diagnostikbereich für Abformungen, Fotos und Röntgenuntersuchungen mit einer eigenen Kurzwartezone liegt dem Behandlungsbereich gegenüber und grenzt an das Praxislabor.

Im Prinzip sind wir mit der Aufteilung und Einrichtung unserer Praxis sehr zufrieden. Bei einer Neuplanung heute würden wir vielleicht mehr für einen Sichtschutz zwischen den Behandlungsstühlen sorgen, da die Zahl der erwachsenen Patienten in der Kieferorthopädie stetig zunimmt. Wir haben aber lediglich nur ein Beratungs- und ein Behandlungszimmer mit nur je einem Behandlungsstuhl.

Auf die Beschreibung der von uns eingesetzten Apparaturen, Instrumente und Verbrauchsartikel möchten wir verzichten. Heute ist der Dental- und Kieferorthopädie-Markt exzellent. Es gibt alles, was man sich nur wünschen kann, natürlich zu unterschiedlichen Preisen. Wir hatten beim Einkauf unserer Arbeitsmittel zwei Kriterien: Qualität und Menge. Damit haben wir viel Geld und Zeit gespart.

Ein nettes und vor allem qualifiziertes Praxisteam wünscht sich jeder Chef. Nett sind die meisten Mitarbeiterinnen, Qualifizierung der Zahmedizinischen Fachangestellten und sie fit zu machen für die besonderen Arbeiten in einer kieferorthopädischen Praxis ist eine wesentliche Aufgabe der Praxisleitung. Fast jeder Bewerberin auf eine freie Stelle in unserer Praxis fehlte es an kieferorthopädischem Wissen und vor allem an Manualität.
Die neue Helferin und zukünftige kieferorthopädische Assistentin muss viel lernen: Arbeiten der kieferorthopädischen Diagnostik wie Abdrucknahme, dreidimensionales Trimmen der Modelle, Vermessen der Modelle, kieferorthopädische Fotografie und alle Aufgaben im Rahmen der Röntgen-Diagnostik, Anfertigen von Orthopantomogramm, Zahnfilm, Ober- und Unterkiefer-Bissaufnahmen, Fernröntgen-Seitbild mit computer-

gesteuerter Auswertung. Zur Arbeit am Patienten gehören die Zahnreinigung, Politur, bukkale Versiegelung der Zähne, das Auswählen der richtigen Bänder, die Vorbereitung der Brackets und ihre korrekte Zuordnung zum jeweiligen Zahn sowie die Assistenz bei der Bebänderung. Hierzu sollte sie alle Etappen der Standardisierten Multibandtechnik kennen, damit sie neben dem erforderlichen Instrumentarium auch die entsprechenden Bögen, Federn und andere Hilfsmittel vorbereiten kann.

Eine kieferorthopädische Helferin muss viel wissen und können. Wir haben dies in unserer Praxis nur durch eine lange, systematische und ständige Ausbildung geschafft. Tägliches Training unter ärztlicher Aufsicht oder erfahrenen kieferorthopädischen Helferinnen, wöchentliche Teambesprechungen, ein festgelegtes wöchentliches Rotationsprinzip bei der Aufgabenverteilung, regelmäßige interne Fortbildung und die umfangreiche Weiterbildung zur Kieferorthopädischen Assistentin (Haranni-Akademie und Zahnärztekammer Westfalen-Lippe) erwiesen sich als sehr hilfreich und lohnend.
Die programmierte Aufgabenverteilung und das wöchentliche Rotationsprinzip sind ein wesentlicher Bestandteil der standardisierten Arbeit in einer kieferorthopädischen Praxis, ganz besonders bei hoher Patienten- und damit auch Mitarbeiterzahl. Aus diesem Grund haben wir für unsere Mitarbeiter eine Funktionstafel eingeführt. Hier sind alle Arbeitsaufgaben aufgelistet und verteilt auf die Arbeitsplätze und die Zeit. Diese Eintragungen sind fast immer konstant, lediglich die Namen der verantwortlichen Mitarbeiterinnen wechseln wöchentlich (Rotationsprinzip).

Zum Beispiel:
Zimmer 1. Stuhl 1.   Andrea H.
      8.30 – 9.00   Vorbereitung zur Bebänderung
      9.00 – 12.30   Bebänderungen
    14.00 – 18.00   Multiband-Kontrollen

In gleicher Weise wird jeder Arbeitsplatz von Zentralraum mit Sterilisation, Desinfektion etc. bis zum Diagnostikbereich aufgeführt. Diese Tafel befindet sich in unserem Zentralraum, wo jede Mitarbeiterin täglich lesen kann, in welchem Bereich ihr welche Aufgaben an diesem Tag, in dieser Stunde oder in der ganzen Woche übertragen wurden.

Der Aufbau unseres Termin-Buches ist nahezu identisch mit dem Aufbau der Funktionstafel, das heißt, jede Terminvergabe ist fest an einen konkreten Arbeitsplatz gekoppelt.
Jede Mitarbeiterin weiß genau, was sie wo und wann zu tun hat. Es gibt keinen Stau, kein Chaos, kein Durcheinander, auch nicht bei der Vertretung erkrankter oder fehlender Mitarbeiter, da jede Helferin alle erforderlichen Aufgaben kennt und mit ihnen vertraut ist.

Noch ein weiteres Wort zur Organisation unserer Sprechstunde: Jede Mitarbeiterin hat ihre festen Aufgaben an „ihrem" Behandlungsstuhl. Sie sollte alle Arbeiten erledigen können, ohne ihren Arbeitsbereich verlassen zu müssen. Sollte dies erforderlich sein oder wichtige Dinge an Ort und Stelle fehlen, so ist ein weiteres wichtiges Organisationsprinzip der Einsatz eines sog. „Springers" für die Helferin und auch für den Behandler. Diese stete Bereitschaft und dieser Einsatz verhindert Unruhe, Lauferei und Hektik im Behandlungsraum. Auch die Einteilung des „Springers" unterliegt selbstverständlich dem Rotationsprinzip.

Ein wichtiger Punkt ist die Fluktuation des Personals in einer Praxis. Eine teure und aufwendige Ausbildung der Mitarbeiter sollte sich für beide Seiten lohnen, d. h., das Gehalt einer weitergebildeten kieferorthopädischen Assistentin, die den Behandler auch wirklich und verlässlich entlastet, sollte sich deutlich vom Verdienst einer Zahnmedizinischen Fachhelferin unterscheiden.

Ein äußerst wichtiger Bereich in einer Praxis ist die Anmeldung, die Visitenkarte einer jeden Praxis. Die Auswahl des Personals für den Patientenempfang erfordert ganz besondere Überlegungen und Sorgfalt. Nach etlichen Problemen mit gestressten, hektischen, gereizten und unzufriedenen Helferinnen am Empfang gab uns eine liebe Freundin und Kollegin den Ratschlag, diese Stelle mit ausgebildeten Hotelkauffrauen zu besetzen. Diese an der Rezeption geschulten Mitarbeiter haben gelernt, ruhig und freundlich nahezu gleichzeitig zu telefonieren, Termine zu vergeben, Patienten zu begrüßen und weiterzuleiten, Fragen zu beantworten und auch die kleinen und jungen Patienten wie Kunden zu behandeln.

Zu unseren weiteren qualifizierten Mitarbeitern gehören unsere Zahntechniker, eine Sekretärin und QM-Beauftragte, eine Bankkauffrau für Buchhaltung und Personalangelegenheiten und nicht zuletzt drei engagierte und zuverlässige Reinigungskräfte.

Besonders hervorzuheben ist der Bereich Verwaltung und Abrechnung. Hier ist eine besonders gut ausgebildete und versierte kieferorthopädische Assistentin und Managerin zwingend notwendig. Unsere rechte Hand in diesem Bereich ist eine Mitarbeiterin, die vor über 20 Jahren bei der Niederlassung als Auszubildende mit uns begonnen und sich in den Folgejahren über die kieferorthopädische Assistentin zur absoluten Spitzenkraft in allen Bereichen der Abrechnung, der Verwaltung und des Computerwesens weiterbildete. Ein solcher Superspezialist ist für jede Praxis unentbehrlich. Der Praxisinhaber tut sehr gut daran, wenn es statt eines Spezialisten zwei gibt, die auch noch miteinander harmonieren und sich ergänzen.

III. VIER SÄULEN DER PRAKTISCHEN KIEFERORTHOPÄDIE

1. Diagnostik

Mit diesem Aufsatz soll keineswegs der Versuch unternommen werden, die moderne kieferorthopädische Diagnostik zu revolutionieren oder zu ersetzen. Wir möchten hier nur unseren standardisierten diagnostischen Ablauf von der Anmeldung des Patienten bis zum Therapiebeginn darstellen.

Jeder neue Patient – unabhängig von Alter, Vorgeschichte, Krankenversicherung oder sonstigen Kriterien – wird nach telefonischer Anmeldung zur kieferorthopädischen Beratung willkommen geheißen. Die Beratung ist die erste und wichtigste Etappe der Patientenbehandlung und hat in unserer Praxis einen besonderen Stellenwert. Ohne Zeitdruck beraten wir am Vormittag, wenn es ruhiger in der Praxis ist und die meisten Patienten in der Schule sind.

Beratung will gelernt sein. Neben profunden Fachkenntnissen und Erfahrung spielen auch Geduld sowie kommunikative und didaktische Fähigkeiten eine wesentliche Rolle. Die Notwendigkeit einer kieferorthopädischen Behandlung und ihrer möglichen Kosten muss dem Patienten, auch dem „kleinen" Patienten, so vermittelt werden, dass der Patient die erforderliche Behandlung nicht nur versteht, sondern wünscht. Evtl. Ängste beim Kind und auch bei den Eltern sollten beachtet und Fragen beantwortet werden. Man muss dann dem Patienten genügend Zeit lassen, alles noch mal in Ruhe zu Hause zu überdenken. Ein Beginn der kieferorthopädischen Behandlung mit Abdrücken, Röntgen und Fotos findet nur in Ausnahmefällen und auf ausdrücklichen Wunsch des Patienten beim Ersttermin statt. Wir ziehen es vor, für die diagnostischen Untersuchungen einen neuen Termin zu vereinbaren. In diesem Zusammenhang erinnern wir uns an Eltern, die mit ihrem 10-jährigen Sohn in unsere Praxis kamen, nachdem sie zuvor schon bei einem Kollegen beraten worden waren. Sie berichteten, dass der junge, nette Kieferorthopäde nach noch nicht einmal 1-minütiger Mundbesichtigung, ohne vorher Fragen an Kind oder Eltern zu stellen, regelrecht explodierte und sie mit einem enthusiastischen Vortrag über moderne Kieferorthopädie, mögliche Zahnextraktionen, Implantate usw. überfordert habe. Ihnen war in Erinnerung geblieben, dass sie nach

dem Vortrag eigentlich glücklich sein müssten, in seiner Praxis aufgenommen zu werden und dies sofort. Der Vater des Jungen berichtete, dass sie mit der Bitte um eine Bedenkpause die Praxis verlassen haben und sicher nicht wieder aufsuchen werden.
Eine wichtige Devise, die auf sehr viele Situationen im Leben zutrifft, ist: Sehen, Hören, Denken und erst danach Sprechen und Machen! Dieses Prinzip hat gerade auch bei der Erstberatung seine besondere Bedeutung.

Eine standardisierte Vorgehensweise ist bereits bei der Erstberatung eines Patienten möglich und sinnvoll. Verinnerlicht der Beratende die wesentlichen Erfordernisse einer Beratung nicht nur vom Inhalt der Themen her, sondern auch in einer standardisierten Reihenfolge, kann man relativ sicher sein, dass auch die letzte Beratung eines Vormittags noch so abläuft wie die erste: Nach der Begrüßung wird zunächst Kontakt zum Kind hergestellt, Fragen an den Patienten und dann erst an die Begleitperson gerichtet, nach kurzer Anamnese erfolgen die Mundinspektion und die klinische Untersuchung. Der Befund wird einer Mitarbeiterin diktiert mit dem Hinweis an Kind und Eltern, danach alles genau zu erklären. Wir erläutern dann dem Kind z. B. ob Behandlung notwendig ist und wenn ja warum, womit, wie lange so eine Behandlung dauert und dass eine gute Mitarbeit und Mundhygiene wichtig sind. Die Eltern beziehen wir bei evtl. schon jetzt erkennbaren Problemen, Risiken und auch Kosten mit ein und klären, ob im Augenblick noch Fragen offen sind. Mit dem Hinweis auf eine ausführlichere und genauere Besprechung nach Auswertung der im nächsten Termin durchzuführenden Diagnostik sind die meisten unserer Patienten zufrieden. Sie vereinbaren einen neuen Termin für die sog. Beginn-Untersuchungen.

Beginn-Untersuchungen
Auch die diagnostischen Untersuchungen zum Behandlungsbeginn sollten standardisiert mit einem qualitativ guten Ergebnis ablaufen. In 99 % aller Fälle sind nach klinischer Untersuchung, Abdrucknahme mit Okklusions-Registrat, röntgenologische Untersuchung und Fotos notwendig. Ergeben sich aus der Anamnese oder einer speziellen klinischen Untersuchung weitere Befunde oder Auffälligkeiten, z. B. bei Verdacht auf kraniomandibuläre Dysfunktion (CMD), eine evtl. mögliche Kompensations-Therapie, insbesondere bei Kl. III-Patienten, führen wir auch eine manuelle Funktionsanalyse

durch und dokumentieren die Ergebnisse in einem Erhebungsbogen. Wichtig ist auch die Aufzeichnung evtl. festgestellter Dyskinesien (Schlucken – Atmen – Lippen).

Für die genaue Diagnose und Behandlungsplanung sind für uns folgende diagnostische Unterlagen unerlässlich: dreidimensional in habitueller Okklusion getrimmte Gebissmodelle mit gut dargestellter Umschlagfalte, Orthopantomogramm und Fernröntgen-Seitenbild mit computergestützter FRS-Auswertung sowie drei intra- und drei extraorale Fotos. Selbstverständlich sollen alle Fotos eine akzeptable Bildschärfe, einen angemessenen Abbildungsmaßstab, eine korrekte Belichtung und möglichst richtige Farbwiedergabe aufweisen.

Immer wieder auftretende typische Fehler beim Erstellen der diagnostischen Unterlagen waren neben nicht korrekten habituellen Bissregistraten die schlecht dargestellten Umschlagfalten bei den intraoralen Fotos. Hier ist eine regelmäßige Besprechung der aufgetretenen Fehler mit den Mitarbeitern notwendig, um wirklich qualitativ gute Ergebnisse zu erhalten. Um bei erhöhtem Arbeitsaufkommen und Stress die Mitarbeiterin in der Diagnostikabteilung zu entlasten und die geforderte Qualität einzuhalten, haben wir auf Grund zeitweise sehr hoher Patientenzahlen zwei Mitarbeiterinnen in diesem Bereich eingeteilt. Auch hier hilft häufig der „Springer" aus.

Fernröntgen-Seitenbild-Analyse

Um aus der großen Zahl der in der Literatur beschriebenen FRS-Analysen die am ehesten geeignete für sich zu finden, sollten bei der Entscheidung die Kriterien „einfach, rational, aussagekräftig und nicht spekulativ" zugrunde gelegt werden.

Über die sicherlich einfachste Methode hörten wir bei einer Fortbildung. Der Referent erzählte über seinen Freund, einen russischen Professor für Kieferorthopädie in Perm (Ural), der vor vielen Jahren in seiner Universitätsklinik nicht die Möglichkeit zu kephalometrischer Diagnostik besaß. Als Hilfe für seinen Freund erklärte der Referent damals die einfachste Methode der Welt: „Kephalometrie mit drei roten Bleistiften!" (die Farbe Rot war dem damaligen sozialistischen System geschuldet). Ein Bleistift wurde auf die Ohr-Augen-Ebene platziert, der zweite in Höhe der OK-Basisebene und der dritte in Höhe der UK-Basisebene. So entstehen drei Winkel, die man als OK-Basisebenen-Winkel, als UK-Basisebenen-Winkel und als Gebissebenen-Winkel betrachten und grob die Wachstumsrichtung vermuten kann. Diese kephalometrische Untersuchung ist sicher die einfachste, aber für eine aussagekräftige Analyse nicht ausreichend.

Natürlich dominiert bei der Entscheidung für eine bestimmte Analyse meist die während des Studiums oder in der Ausbildung erlernte und praktizierte Auswertung der FRS.

Um Aussagen zur skelettalen Lage der Kiefer, der Kiefergröße, der Kieferrelation, der Wachstumsrichtung und der Frontzahnstellung zu erhalten, benutzen wir in unserer Praxis eine modifizierte FRS-Analyse nach Prof. W. Weise und Prof. A. Hasund. Diese Auswertung hat nach unserer Meinung und Erfahrung einen gravierenden Vorteil: die grafische Darstellung der gemessenen Werte. Diese Darstellung wird schädelorientiert mit „Blick" nach rechts wie bei der FRS-Aufnahme auf das Untersuchungsblatt übertragen. Die Mittelsenkrechte entspricht den Mittelwerten des orthognathen Gesichtstyps. Die einfache visuelle Betrachtung der Grafikkurve erfasst mit einem kurzen Blick klinische Abweichungen: z. B. Rücklage des Unterkiefers, distale Kieferrelation, vertikale Wachstumsrichtung, protrudierte oder retrudierte Frontzahnstellung usw. Außerdem ist die Überlagerung der grafischen Werte bei Zwischen- und Abschluss-Diagnostik sehr demonstrativ und erlaubt die entsprechende Begutachtung des gewonnenen Resultats (Abb. 2).

Ergänzt wird unsere Analyse noch durch sagittale Messung mit dem Wits-Wert nach Jacobsen, um eine bessere Aussage über die sagittale Kieferrelation zu erhalten. Die Düsseldorfer Messungen nach Prof. W. Weise erweitern wir durch die sog. Harmonie-Box nach Prof. A. Hasund, um eine Aussage über die kephalometrische Harmonie des Gesichtstyps treffen zu können. In Bezug auf weitere Aussagen über die Stellung der Frontzähne ergänzen wir auch die Düsseldorfer Werte zusätzlich mit linearen Messungen nach Prof. A. Hasund. Die Kombination beider Analysen ist möglich, da die Mittelwerte für den orthognathen Gesichtstyp nahezu identisch sind.

a.

Variable	Norm	25.02.2000	Differenz	Standardabweichung 5 4 3 2 1 0 1 2 3 4 5	verbale Einschätzung
SNA - Winkel	82,0±2,0 °	78,1 °	-3,9 °		retrognath
SNB - Winkel	80,0±2,0 °	75,8 °	-4,2 °		retrognath
ANB - Winkel	2,0±2,0 °	2,3 °	+0,3 °		orthognath
ANB - Winkel (indiv.)		3,2 °			
Wits	0,0 mm	-0,5 mm	-0,5 mm		orthognath
OK-Basis / SN	70,0±5,0 %	63,1 %	-6,9 %		unterentwickelt
UK Basis / SN	110,0±5,0 %	93,3 %	-16,7 %		unterentwickelt
UK-Ast / SN	80,0±5,0 %	64,4 %	-15,6 %		unterentwickelt
Schädelbasiswinkel	132,0±5,0 °	134,3 °	+2,3 °		
OK-Basisebenenwinkel	8,0±2,0 °	10,2 °	+2,2 °		Retroinklination
Kauebenenwinkel	18,0±2,0 °	18,7 °	+0,7 °		
UK-Basisebenenwinkel	28,0±2,0 °	36,9 °	+8,9 °		offen
Gebißebenenwinkel	20,0±2,0 °	26,7 °	+6,7 °		offen
Gonion-Winkel	123,0±5,0 °	129,6 °	+6,6 °		offen
hintere/vordere Gesichtsh.	62,0±2,0 %	61,5 %	-0,5 %		
Index	80,0 %	85,4 %	+5,4 %		
Stellung 1_/1_ zu OK	110,0±2,0 °	112,2 °	+2,2 °		protrudiert
Stellung 1¯/1¯ zu UK	95,0±2,0 °	91,1 °	-3,9 °		retrudiert
Interincisal-Winkel	135,0±5,0 °	130,0 °	-5,0 °		spitz
1_-NA - Strecke	4,0±1,0 mm	3,7 mm	-0,3 mm		
1¯-NB - Strecke	4,0±1,0 mm	3,5 mm	-0,5 mm		

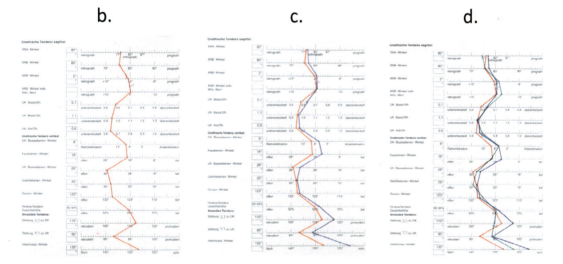

Abb. 2 Kephalometrisches Untersuchungsblatt

    a. Computergesteuerte Berechnung der Kephalometrischen Daten
    b. Graphische Darstellung der gemessenen Werte - Beginn-Untersuchung (rot)
    c. Überlagerung der Graphischen Darstellung nach Zwischen-Untersuchung (blau)
    d. Überlagerung der Graphischen Darstellung nach Abschluss-Untersuchung (grün)

Modellanalyse
Auch bei der Auswahl der Modellanalyse hat jeder Behandler seine ganz eigenen Vorstellungen und Erfahrungen. Wir möchten hier nur beschreiben, warum wir die eine oder andere Untersuchungsart bevorzugen und worauf wir besonderen Wert legen. Auch bei der Modellanalyse verwenden wir die Düsseldorfer Auswertung und das entsprechende Untersuchungsblatt aus den gleichen Gründen wie die FRS-Auswertung: einfach, schnell, rational und aussagekräftig. Unseren geschulten Mitarbeitern hilft bei der Modell-Vermessung das „Ortho-Zet" – ein Lineal nach Prof. W. Weise.

Das Wichtigste, was uns die Modellanalyse bietet, ist die Möglichkeit, alle Abweichungen dreidimensional zu betrachten. Der Behandler kann und muss nicht nur notwendige Messungen in der Transversalen, Sagittalen und Vertikalen beurteilen, sondern auch alle Abweichungen in habitueller Okklusion dreidimensional erfassen, alle Abweichungen im Zielbiss dreidimensional definieren und natürlich den entsprechenden Therapie- und Mechanik-Plan dreidimensional beschließen.

Gut hergestellte diagnostische Unterlagen und Auswertungen sind die Grundlage für einen wichtigen Schritt der kieferorthopädischen Behandlung:
- Festlegung von Diagnose und Therapieplan
- Schreiben des kieferorthopädischen Behandlungs-Planes für die entsprechende Versicherung des Patienten
- Erstellen des rationalen Mechanikplans

Jetzt ist der Zeitpunkt mit dem Patienten und seinen Eltern die Diagnose, die vorgesehene Behandlung, die Behandlungsmittel, die Risiken, die etwaige Dauer und die Kosten der Behandlung bei Wahlmöglichkeit usw. ausführlich zu besprechen. Bereits bei den Beginnuntersuchungen wird dem Patienten eine Informationsmappe über unsere Praxis, über kieferorthopädische Möglichkeiten, unterschiedliche Behandlungswege und Behandlungsmittel, Kassenleistungen, mögliche Zusatzleistungen usw. mitgegeben, die er zu diesem Besprechungstermin wieder mitbringt. Diese Mappe wird jetzt nach und mit entsprechenden Erklärungen individuell für den Patienten vervollständigt und alle möglichen Kosten, auch für diverse Behandlungsmittel nach Wahl, aufgelistet und zur Unterschrift vorbereitet, dem Patienten bzw. den Eltern wieder ausgehändigt. Wir lassen die notwendigen und vorgeschlagenen Verträge niemals direkt im gleichen Termin in unserer Praxis unterzeichnen, wir bestehen darauf, dass diese Verträge nur zu Hause unterschrieben und uns dann zugesendet werden. In diesem Zusammenhang sei noch erwähnt, dass wir für außervertragliche Leistungen langfristige und selbstverständlich zinslose Ratenzahlung gestatten und beste Erfahrungen damit haben.

2. Therapieplanung – Rationaler Mechanikplan

Der kieferorthopädische Behandlungsplan – erstellt nach den Vorgaben des Formulars der Versicherung – Anamnese, Diagnose, Therapie, Behandlungsgeräte, Untersuchungs- und Materialbedarf und Einstufung nach der Behandlungsschwierigkeit – kommt genehmigt mit der Kostenübernahme-Erklärung der Krankenkasse oder vom Privatpatienten zurück. Dann steht der Behandler häufig im ersten Behandlungstermin vor der Frage, womit starte ich, welches Problem muss zuerst behoben werden und was kommt danach? Ein Patient hat z. B. einen extremen Engstand mit gestaffelt stehenden Frontzähnen, einen tiefen Biss und eine Unterkieferrücklage von 9 mm. Soll man zuerst den Unterkiefer vorverlagern, Maßnahmen zur Bisshebung einleiten oder den Zahnbogen nivellieren? Noch schlechter ist die Situation, wenn sich der Behandler bei späteren Kontrollterminen unter evtl. Zeitdruck fragen muss, wie und was soll ich jetzt weiter machen! Die im KFO-Behandlungsplan beschriebene Therapie als Äquivalent zur Diagnose sagt nichts über die Reihenfolge der einzelnen Therapieschritte aus.

Wir haben uns in unserer Praxis für eine standardisierte Behandlung mit rationalem Mechanikplan entschieden und wirklich sehr gute Erfahrungen damit gemacht. Als Ergänzung des Therapieplanes und zur Konkretisierung jedes einzelnen Behandlungsschrittes bzw. der Therapie-Reihenfolge gehört der Mechanikplan unerlässlich dazu, er ist für die standardisierte Behandlung unentbehrlich. Die Therapie-Reihenfolge unseres Mechanikplanes basiert auf einer dreidimensionalen Sichtweise. Unsere ersten therapeutischen Schritte widmen sich der transversalen Dimension, danach folgen therapeutische Maßnahmen in sagittaler Dimension und als Punkt drei der Therapie berücksichtigen wir die vertikale Dimension. Als besonderen Punkt betrachten wir Zahnengstände. Die Lösung dieses Problems gehört zu den Therapiemaßnahmen der transversalen Dimension. Dieser Reihenfolge entsprechen etwa 90 % unserer Mechanikpläne und somit auch der Therapie (Abb. 3).

Mechanik-Plan

Name. Vorname: Michael Mustermann

Alter: 13 Jahre

Datum: 17.05.11

Lage: KI. II-2	**Transversal:** OK – 6 mm UK – 3 mm	**OPG:** 18,28,38,48 retiniert und verlagert
Front: OK-retrudiert UK - N	**Sagittal:** Stufe = 3,5 mm	**Profil:** Non-Ex
	Vertikal: N2 mand.	

Oberkiefer: Bogenform: Normal Mittellinie: → 1 mm

Bracketsystem: Speed

Unterkiefer: Bogenform: Normal Mittellinie: N.

I. Transversale Aufgaben:

1. GNE - aktivieren bis 30x
2. Konturieren 13,23. Kleben Front x = 4 mm 12,22 – 180° umdrehen
3. Nach Expansion – Segmentbogen 14 – 24
   016 Sc ---- 016 SE
   a) Ausformen Front b) Protrudieren Front
4. GNE ex - Rest kleben X = 4 mm (N)
   OK Front-High Torque. Frontaler Aufbiss (Bite Turbo 13,23)
5. .016 SE -- .018 Niti.
6. .016x .022 Bioforce (SE) – 10-15 Wochen
7. Zwischendiagnostik (Modelle, FRS, OPG, Fotos)
8. .021x .025 Niti (Speed) - .021x .025 SS (Speed)

II. Sagittale Aufgaben:

9. ART (Torque Feder) – OK Front

III. Vertikale Aufgaben:

10. .018x .025 SE Justierungsbogen

I. Transversale Aufgaben:

1. UK – Schiene mit seitlichem Aufbiss (Disokklusion)

4. Nach Ausformen OK Front - Schiene ex.
   Kleben alle Zähne x = 4,5 mm, (N) 36,46 – Doppeltube
   32,42 Rotation nach distal, UK Front Low torque
5. .016Sc -- .018NiTi + 2 x Hebelfedern
6. .016x .022 Bioforce (SE) – 10-15 Wochen
7. Zwischendiagnostik (Modelle, FRS, OPG, Fotos)
8. .021x .025 Niti (Speed) - .021x .025 SS (Speed)

II.Sagittale Aufgaben:

9. ART (Torque Feder) – UK Front,
   KL II Mechanik 5/16" – 6 oz Elastics

III. Vertikale Aufgaben:

10. UK Segmentbogen .016SE von 35 bis 45.
    Vertikale Elastics 1/4" - 2,5 oz

Abb. 3 Formblatt Mechanik-Plan

Zunächst werden im Formular sog. „Wegweiser" für die therapeutischen Schritte und wichtige Informationen aus den diagnostischen Unterlagen eingetragen. Das sind z. B. ein transversales Defizit im Oberkiefer und/oder Unterkiefer, Asymmetrien, Bogenformen und Mittellinien-Abweichungen, die sagittale Relation mit Frontzahnstellungen und die vertikale Relation. Röntgenologische Besonderheiten und gesichtsfotografische Auswertungen im Hinblick auf Ex- oder Non-Ex-Therapie werden ebenfalls vermerkt wie Informationen zu möglichen chirurgischen oder konservierenden Maßnahmen (z. B. Gingivaexcision, Konturierung der Zahnkrone etc.).

Nun werden alle therapeutischen Schritte in strikter chronologischer Reihenfolge mit arabischen Ziffern bezeichnet und beschrieben unter Beibehaltung des dreidimensionalen Prinzips – zuerst Transversale, dann Sagittale und nur am Ende Vertikale.

Meistens beginnen wir mit Maßnahmen zur Behebung transversaler Diskrepanzen im Oberkiefer. Das heißt, im Mechanikplan-Formular wird im Abschnitt Oberkiefer als Aufgabe I eingetragen z. B. Gaumennahterweiterungs-Apparatur mit konkreter Beschreibung der Apparatur oder Distraktionsosteogenese oder Oberkiefer-Multibracket-Apparatur mit detaillierter Beschreibung aller für die Eingliederung dieser Apparatur notwendigen Schritte wie Bracket-System, Slotebene, evtl. gewünschter variabler Torque, Besonderheiten beim individuellen Kleben.

Danach beschreiben wir jeden Schritt in einer bestimmten Reihenfolge: welcher Bogen soll ligiert werden, welche Zähne soll er umfassen, wo soll ein Stopp sein, welche Hilfselemente sollen einligiert oder welche Disokklusions-Aufbisse sollen an welchen Zähnen angebracht werden. So beschreiben wir jeden weiteren Behandlungsschritt zur Behebung transversaler Diskrepanzen im Oberkiefer.

In gleicher Weise tragen wir im Formular alle therapeutischen Schritte zur Ausformung des Unterkiefers ein.

Nur nach Behebung aller transversalen Defizite im Ober- und Unterkiefer und Ausformung der beiden Zahnbögen folgen die Maßnahmen zur Behebung der sagittalen Diskrepanzen. Eine Ausnahme in diesem Schema bildet die sagittale Stufe mit einer Größe über 3,5 mm (Kl. II-1, Kl. II-2). In diesen Fällen beginnen wir mit der apparativen Vorverlagerung des Unterkiefers schon nach Beseitigung des transversalen Defizits im Oberkiefer (Herbst-App., Twinblock) und ohne Multiband-Apparatur im Unterkiefer mit dem Ziel, die desmodontale und kortikale Verankerung im Unterkiefer nicht zu gefährden.

Auch in manchen Kl. III-Fällen kann die Reihenfolge der therapeutischen Schritte hin und wieder variieren in Abhängigkeit vom Schweregrad der Problematik.
Die Behebung sagittaler Diskrepanzen z. B. mit Kl. II-Mechanik als zweiter Aufgabe folgt erst nach endgültiger Beseitigung aller dentalen Fehlstellungen im Ober- und Unterkiefer.
Die therapeutischen Schritte zur Problemlösung in der vertikalen Dimension beginnen nach Beseitigung der transversalen Defizite, der Engstände und der sagittalen Diskrepanzen, sie enden mit der Beschreibung der Maßnahmen zur Feineinstellung der Okklusion. Häufig ist es aber erforderlich, mit den Aufgaben der vertikalen Dimension bereits während der Unterkiefer-Behandlung zu beginnen, z. B. durch Anbringen frontaler Aufbisse, Intrusionsbögen etc.

Ein detailliert beschriebener Mechanikplan erleichtert den Ablauf der Behandlung enorm, er schützt nicht zuletzt vor spontan getroffenen Fehlentscheidungen hinsichtlich der Therapie und ist unentbehrlich als Garant für Kontinuität und Stabilität standardisierter Therapieabläufe.

Zusammenfassung der wichtigsten Punkte des Mechanikplans und der Reihenfolge der therapeutischen Schritte:
- Möglichst strikte Einhaltung der vorgesehenen Therapie-Reihenfolge – zuerst Transversale, dann Sagittale und zum Schluss erst Vertikale
- Nivellierungsmaßnahmen des Zahnbogens (Beseitigung der Zahn-Engstände) sollten im Rahmen transversaler Aufgaben durchgeführt werden
- Sagittale Aufgaben sollten möglichst schon nach Erreichen einer befriedigenden Lösung der transversalen Probleme im Oberkiefer begonnen werden
- Wenn möglich sollte die Nivellierung im Unterkiefer nach Beseitigung großer sagittaler Diskrepanzen (sagittale Stufe über 3,5 mm) begonnen werden
- Vertikale Aufgaben können u. U. schon parallel mit der Nivellierung des Unterkiefers begonnen werden, z. B. mit Disokklusions-Aufbissen, Intrusionsbögen, etc.
- Die endgültige Lösung vertikaler Probleme ist nur nach Beseitigung aller transversaler Indifferenzen und Zahnengständen möglich
- Die Feineinstellung der Okklusion ist als Krönung der vertikalen Aufgaben und nur als letzte Aufgabe zu betrachten

3. Multibandbehandlung – Individualisierte und standardisierte Multibracket-Kombinationstechnik

Die standardisierte Kombinationstechnik ist eine Kombination Low Force System mit Straight-Wire-Technik und Elementen der Segmentbogen-Technik. Der Kern dieser Technik ist die Low-Force-Philisophie, das Bemühen, die Zähne mit minimalsten Kräften gleitend, ohne Klemmfaktoren zu bewegen auf Grund der Kombination moderner superelastischer Materialien (z. B. BioForce Sentalloy – Fa. Dentsply GAC) mit Brackets, die nachweislich minimale Reibung und Friktion zeigen (z. B. passive selbstligierende Damon Brackets). Eine solche Technik führt zur schnelleren Zahnbewegung, ohne negative Auswirkungen auf Zahnwurzel und Parodont mit seiner Blutmikrozirkulation im umgebenden Gewebe.

3.1 Individuelle Bracketpositionierung

Erstes und wichtigstes Element dieser Technik ist die individuelle Bracketpositionierung. Hier möchten wir einen besonderen Akzent setzen und zeigen, dass für die Behandlung mit „Straight-wire"-Apparaturen nichts wichtiger ist als die individuelle Bracketpositionierung. Ein bekannter amerikanischer Kieferorthopäde, Prof. Dr. William R. Proffit, sagte: „Finishing beginnt beim Bracketkleben!" So wie man das Bracket geklebt hat, erhält man am Ende auch das Resultat. Vor vielen Jahren hospitierten wir bei Dres. Ute und Lorenz Moser in Bozen. In dieser Woche beobachteten wir die Organisation in der Praxis, Behandlungsplanung, die unterschiedlichen Apparaturen, alles Mögliche, nur auf die Klebetechnik hatten wir nicht besonders geachtet. Wir waren überzeugt, dass wir Brackets gut kleben können und dies nicht mehr lernen müssen. Wir klebten die Brackets bei unseren Patienten bis dahin streng nach den Regeln von Dr. Lawrence F. Andrews und nach Werten von Prof. Dr. A. Hasund. Erst am letzten Tag unserer intensiven Praxiswoche in Bozen fiel uns auf, dass bei Dr. Moser die Positionierung der Brackets nicht den klassischen Regeln entsprach. Auf seine Art des Bracketklebens angesprochen, erklärte er uns: „Dieses System heißt Individuelle Bracket Positionierung." Das Hauptprinzip dieser Philosophie liegt in der individuellen dreidimensionalen Betrachtung eines jeden einzelnen Zahnes mit seinen individuellen

Defiziten bei Rotation, Neigung und Torque. Auch das individuelle Zahnkronenrelief, Wachstumsrichtung (FRS), die Okklusion und die geplante orthodontische Mechanik müssen bei der Bracketpositionierung berücksichtigt werden.

Die marktüblichen Bracketsysteme besitzen bestimmte „Mittelwerte". Jeder Patient ist aber unterschiedlich und damit ist auch die Stellung seiner Zähne individuell verschieden. Die traditionelle Bracketpositionierung mit Ausrichtung auf die Mitte und Längsachse der klinischen Krone führt meist nicht ausreichend zur gewünschten Korrektur. In der Ober- und Unterkieferfront ist man häufig zur Repositionierung der Brackets gezwungen. Es gibt keine allgemein gültigen Behandlungswerte und kein System, das in der Lage wäre, allen und jedem Patienten zu einem individuell perfekten Endergebnis zu verhelfen. Die Firma Ormco wirbt mit ihrem neuesten Produkt „Insignia" gerade für eine „maßgeschneiderte Kieferorthopädie". Der Hersteller verspricht, nach dem Scannen der eingesandten Ober- und Unterkiefermodelle und entsprechenden Computerberechnungen individuelle Brackets nach individuellen Werten jedes Zahnes zu liefern (CAD/CAM technology). Sicher ist dies eine interessante Technik, die aber Zeit und Geld kostet. Außerdem bleibt die Frage, ob diese Technik alle Voraussetzungen zur individuellen Bracketplatzierung berücksichtigt.

So wie man in der Bergen-Technik einen klassischen Idealbogen biegen können muss, sollte man auch in der modernen Gerade-Bogen-Technik die Brackets individuell positionieren können. Wir sind sehr überzeugt von der individuellen Bracketpositionierung und Dres. Moser sehr dankbar, dass wir diese Technik bei ihnen lernen durften. Vielleicht können wir mit der weiteren Beschreibung dieser Technik den einen oder anderen Behandler für das individuelle Kleben begeistern.

Vertikale Bracketpositionierung

Die richtige Position in der Vertikalen wird ausgehend von der Inzisalkante bzw. der Okklusionsebene der Zähne festgelegt. Ein wichtiges Prinzip ist dabei, den Bracketslot im Prämolarenbereich so weit wie möglich gingival zu platzieren. Wie weit dies möglich ist, wird uns von der Mitte des Quadranten, also Zahn 5, diktiert. Im Mechanikplan bezeichnen wir diesen Zahn 5 mit X. Hier wird die mögliche vertikale Positionierung des Slots gingival in Abhängigkeit von der klinischen Zahnkrone festgelegt, der Slotabstand sollte mindestens 4 mm von der Okklusionsebene betragen. Relativ oft müssen wir Gingivaexcisionen vestibulär bei den Zähnen 15 und 25 durchführen lassen, um den möglichst tiefsten gingivalen Punkt zur Bracketplatzierung realisieren zu können.

Im Oberkiefer-Molarenbereich resultiert die vertikale Position des Bracketslots aus folgender Messung: 1. Molar = X – 0,5 mm (X = gemessener Wert bei Zahn 5), 2. Molar – 1,5 bis 2,0 mm vom Wert bei Zahn 6. Der 1. Praemolar erhält den gleichen Wert wie der 2. Praemolar, nämlich 4 = X. Für den Frontbereich gilt: Zahn 1 = X (gemessener Wert bei Zahn 5), Zahn 2 = X – 0,5 mm, Zahn 3 = X + 0,5 mm.

Zum Beispiel:

Zähne:	17	16	15	14	13	12	11
X = 4,5 mm	2,5	4,0	4,5	4,5	5,0	4,0	4,5

Hier möchten wir noch einen kleinen Akzent setzen auf die Differenz der vertikalen Bracketslot-Position zwischen dem ersten und zweiten Oberkiefermolaren. Vor vielen Jahren sprachen wir mit Dr. L. Moser über unser Problem mit häufig „hängenden Höckern" bei den zweiten oberen Molaren. Seine beruhigende Antwort war die Frage: „Wer hat damit keine Probleme?" Natürlich gibt es Techniken zur Aufrichtung der zweiten oberen Molaren. Wir versuchen diese Maßnahmen zu vermeiden, indem wir – wie von J.C. Bennett empfohlen – die Bracketslot-Positionierung beim 2. Molaren um – 1,5 – 2,0 mm in Bezug zum 1. Molaren festsetzen.

Im Unterkiefer messen wir ebenso wie im Oberkiefer den vertikalen Punkt bei Zahn 5 (= X) so weit wie möglich gingival, mindestens 4,5 mm. Im Unterkiefer-Molarenbereich resultiert die vertikale Bracketslot-Position bei Zahn 6 aus der Messung X – 0,5 bis 1,0 mm. Die Bracketslot-Position des zweiten unteren Molaren ist entweder identisch mit der des ersten unteren Molaren oder in einigen Fällen – 0,5 mm okklusal davon. Bei Zahn 3 ist der vertikale Punkt gleich dem gemessenen Wert X. Im Bereich der unteren Inzisivi werden die Brackets X – 0,5 inzisal positioniert.

Zum Beispiel:

Zähne:	47	46	45	44	43	42	41
X = 4,5 mm	3,5	4,0	4,5	4,5	4,5	4,0	4,0

Bei der Festlegung der vertikalen Bracketslot-Positionierung sollte man auch die Okklusion und die Wachstumsrichtung nach der FRS-Analyse des Patienten berücksichtigen. Bei einem hypodivergenten Fall reduzieren sich die vertikalen Messwerte im Frontzahnbereich um 0,5 bis 1,0 mm in inzisaler Richtung, bei einem hyperdivergenten Fall vergrößern sich die vertikalen Messwerte im Frontzahnbereich um 0,5 bis 1,0 mm in gingivaler Richtung.

Rotations-Korrekturen

Bei der Positionierung der Brackets sollte zwischen der Wurzelachse und der Kronenachse unterschieden werden, da hier manchmal eine Diskrepanz zwischen diesen Achsen besteht. Aus ästhetischen Gründen bevorzugen wir die Achse der klinischen Krone, eventuell nach schonender Konturierung des Zahnes. Leider ist die Positionierung des Brackets bei rotierten Zähnen direkt auf der Längsachse der klinischen Krone oft nicht ausreichend und führt nicht zur gewünschten Derotation, insbesondere bei passiven selbstligierenden Brackets. Die praktische Regel für Rotationskorrekturen heißt: Bei mesialer Rotation des Zahnes bleibt der Bracketflügel parallel zur Längsachse der klinischen Krone, das Bracket wird aber in Abhängigkeit vom Rotationsgrad und der mesiodistalen Größe des Brackets ca. 0,5 bis 1,5 mm mesial der Längsachse positioniert. Analog wandert das Bracket bei distaler Rotation nach distal. Bei Rotationskorrekturen im Frontbereich sollte man auch auf Asymmetrien der klinischen Krone achten, insbesondere auf Differenzen bei der labio-palatinalen Dimension (erfordert zusätzliche Überkorrektur).

Kronenangulations-Korrekturen (Kippungen)

Auch bei gekippten Zähnen ist die Positionierung der Brackets parallel zur Längsachse der klinischen Krone für die gewünschte Korrektur meist nicht ausreichend. Die praktische Regel hier lautet: Bei mesialer Kippung der klinischen Krone bleibt der Bracketflügel nicht parallel zur Längsachse der klinischen Krone, sondern kippt nach mesial um 3 bis 5 Grad in Abhängigkeit vom Grad der Kippung. Bei distalen Kippungen der klinischen Krone kippt man das Bracket entsprechend nach distal. Leider sind 3 bis 5 Grad nicht genau messbar, hier helfen nur Gefühl und Erfahrung.

Torque-Korrekturen (variabler Torque)

Natürlich sind auch individuelle Torque-Korrekturen bei einzelnen Zahnfehlstellungen oder variabler Torque bei Zahngruppen notwendig im Hinblick auf die geplante Behandlungstechnik bei bestimmten Dysgnathieformen und Zahnfehlstellungen. Kann man sich vorstellen, dass der Behandler für jeden Zahn und für jedes Bracket-System die entsprechenden Brackets mit unterschiedlichem Torque, Angulation und Rotationswerten hat? Wir haben dies nicht, und für eine Praxis mit standardisierter Behandlung wäre ein so riesiges Bracketlager nur Belastung und auch nicht wirtschaftlich. Trotzdem ist es möglich, bei den meisten auf dem aktuellen Markt angebotenen Bracket-Systemen mit Hilfe kleiner klinischer Tricks die notwendigen Torque-Korrekturen auch zu erreichen.

Torque-Korrekturen bei einzelnen Zahnfehlstellungen

Obere seitliche Schneidezähne:
Um palatinal durchgebrochene seitliche Schneidezähne einzuordnen, benötigen wir labialen Wurzeltorque (negativen Wert), z. B. anstelle von +10° Torque sollten es -10° Torque sein. Dies erreicht man durch Umdrehen des Brackets um 180°. Der gleiche Trick hilft, die achsengerechte Einstellung des seitlichen Schneidezahnes bei hoch labial stehendem Eckzahn im Oberkiefer zu sichern.

Obere Eckzähne:
Im Falle nicht angelegter seitlicher Schneidezähne und bei geplanter Positionierung der Zähne 13, 23 anstelle von 12, 22 sollte die Eckzahnwurzel zur leichteren Führung der Eckzähne von der Kortikalis in die Spongiosa bewegt werden. Dazu braucht man statt des bukkalen Wurzeltorques von -7° einen starken palatinalen Wurzeltorque. Dies erreicht man mit Brackets zentraler oberer Inzisivi (+17°) oder besser – wegen eher passender Bracketbasis – mit Brackets vom zweiten unteren Prämolaren der anderen (umgekehrten) Seite (Brackets nicht umdrehen!). Ähnlich gehen wir auch bei der Einordnung hoch vestibulär liegenden retinierten Eckzähnen im Oberkiefer vor. Zur Einordnung palatinal liegender Eckzähne wünschen wir uns einen verstärkten bukkalen Wurzeltorque. Wir erreichen dies mit Hilfe eines Brackets vom zweiten unteren Prämolaren der anderen (umgekehrten) Seite (Bracket umdrehen!) Zur Distalisation der

Oberkieferfront in Extraktionsfällen wählen wir Brackets mit 0° Torque oder drehen vorhandene Brackets mit -7° Torque um 180°, um die Wurzeln der Eckzähne in die Spongiosa zu bewegen (Achtung: Nicht bei Damon-Brackets, siehe Damon-Modifikationen).

Untere Schneidezähne:
Lingual durchgebrochene Schneidezähne benötigen zur Einordnung einen größeren labialen Wurzeltorque. Um z. B. den Zahn 42 einzuordnen, positionieren wir das Bracket von Zahn 21 auf Zahn 42 (nicht umdrehen!). So erhalten wir statt des vorgegebenen Torquewertes von -6° für untere Frontzähne -17° (MBT-Werte).

Untere Eckzähne:
Bei extrem schmalem Kiefer, bei ausgeprägtem frontalem Engstand und schmaler Gingiva propria im Frontbereich, auch zur Einordnung vestibulär liegender retinierter Eckzähne, wählen wir Brackets mit dem Wert 0° oder drehen vorhandene Brackets mit dem Wert -6° (MBT) um 180°, um den Wert +6° zu bekommen. Bei Extraktionsfällen, bei denen ein Lückenschluss durch Retraktion der Unterkieferfront „en masse" unter Verwendung der Gleitmechanik geplant ist, gehen wir genauso vor.

Torque-Korrekturen in Zahngruppen
Auf einem Damon-Kongress in Wien vor circa 2 Jahren hielt Dr. Rafael Garcia Espejo einen interessanten Vortrag über die Torqueauswahl. Später stießen wir auf einen Artikel von William W. Thomas über variablen Torque als Mittel zur optimalen Frontinklination. In diesem Artikel empfiehlt der Autor zur optimalen Frontstellung in Abhängigkeit von der angewandten Mechanik und Dysgnathieform bei Nicht-Extraktionsfällen folgende Variationen der Torqueauswahl bei der Damon-Technik:

Kl. I – ausgeprägter Frontengstand mit Protrusion der OK-UK-Inzisivi: Low Torque in beiden Fronten
Kl. II-1 – geplant Klasse-II-Mechanik (Elastics, Herbst etc.): Low Torque in der UK-Front
Kl. II-2 – geplant Klasse-II-Mechanik. Retrusion der OK-Inzisivi, Protrusion der UK-Inzisivi: High Torque in der OK-Front, Low Torque in der UK-Front

Kl. III — geplant Klasse-III-Mechanik. Protrusion der OK-Inzisivi, Retrusion der UK-Inzisivi: Low Torque in der OK-Front, Standard in der UK-Front

Dieses Thema interessierte uns insbesondere in Bezug auf eine schon etwas protrudierte Unterkieferfront, Frontengstand und schmale Gingiva propria bei Nicht-Extraktionsfällen. Da wir seit circa 2 Jahren Damon-Brackets Q auch mit Low Torque Werten hatten (UK-Inzisivi -11°, Eckzahn 0° Torque), behandelten wir die UK-Front eines Klasse-II-1-Falles mit diesen Torquewerten. Das mit Spannung erwartete Resultat am Ende der Behandlung war mehr als befriedigend. Nach der FRS-Analyse war es wirklich eine Freude festzustellen, dass die UK-Inzisivi in einer optimalen Position standen. Heute gehen wir in gleicher Weise auch so bei Verwendung des Speed-Systems oder bei Zwillingsbrackets mit MBT-Werten (TP Orthodontics) vor. Wir platzieren dann das Bracket vom oberen lateralen Inzisivi auf die UK-Inzisivi der umgekehrten Seite (nicht umdrehen!) Dies ergibt die Umstellung von +10° auf -10° Torque.

Ansonsten haben wir großen Respekt vor den MBT-Werten, die wir schon seit circa 15 Jahren vorziehen, unabhängig von den verwendeten Brackets (Speed, Unitek oder TP Orthodontics). Um Torque-Änderungen zu vermeiden, versuchen wir natürlich so früh wie möglich bereits in der Nivellierungsphase Kantbögen (superelastische Kantbögen) zu ligieren und zur Vermeidung von Biegungen im Bogen (Standardisierte Technik) und zur Unterstützung der Klasse-II- oder Klasse-III-Mechanik beim .019x.025 SS Bogen setzen wir ART-Federn (Torque-Federn Firma Smile Dental) ein.

Nun zu den Brackets

In der Vielfalt der angebotenen Brackets oder Bracketsysteme kann man sich heute leicht verlieren. Sie unterscheiden sich nicht nur im Design, im Material und in den Werten, hinzukommen Brackets zum lingualen Kleben, und besonders euphorisch angeboten werden sog. „selbstligierende" Brackets, letztere unterschieden in aktive oder passive Systeme. Wir möchten hier nicht das ein oder andere System detailliert beschreiben, es gibt genügend Literatur zu diesem Thema. Wir möchten nur etwas von unserer Erfahrung mit den Brackets berichten, mit denen wir schon lange arbeiten und auch über Brackets, die wir erst seit zwei oder drei Jahren anwenden.

Für die praktische Kieferorthopädie gibt es unserer Meinung nach bei der Auswahl des Bracketsystems zwei Kriterien: Effizienz als Maß für das Ergebnis unter Berücksichtigung von Design und (Herstellungs-)Material und die Wirtschaftlichkeit. Nach über 20 Jahren praktischer Kieferorthopädie müssen wir sagen: Es gibt keine idealen Brackets. Jedes Bracket hat seine Vor- und Nachteile. Seit 1998 haben wir unsere Multibandtechnik vom 18er Slot auf den 22iger Slot umgestellt und Brackets der Firma Unitek – MBT-System – eingesetzt. Es war gar nicht so einfach, viele Fälle mit 18er Slot zu Ende zu behandeln und gleichzeitig neue Patienten mit 22iger Slot zu beginnen. Auch fiel uns die Entscheidung schwer, nach so vielen Jahren die Bergen-Technik zu verlassen. Nach weiteren 2-3 Jahren haben wir aus Gründen der Wirtschaftlichkeit Nu-Edge-Brackets (nickelfrei) der Firma TP Orthodontics Inc. eingeführt (mit entsprechenden MBT-Werten). Diese Brackets unterscheiden sich deutlich im Preis voneinander, lassen sich aber in Effizienz und Design gut vergleichen.

Da viel über das selbstligierende aktive Speed-System gesprochen wurde und wir neugierig waren, haben wir 2004 dieses aktive Speed-System parallel zu unseren oben genannten Brackets eingeführt. Aus vergleichbaren Gründen kam 2007 das passive Damon-System hinzu. Die Hersteller beider Systeme versprachen eine gravierende Reduzierung der Reibung und Friktion im Bracketslot, so dass auf den zu bewegenden Zahn nur geringe Kräfte (Low Force Technik) wirken. Außerdem sind nach Meinung vieler Behandler Ästhetik, Patientenkomfort, leichtere Reinigung und Pflege typische Eigenschaften dieser selbstligierenden Brackets.

Nach 7-jähriger Anwendung der Speed-Brackets und nach 5-jähriger Anwendung der Damon-Brackets können wir auch etwas über unsere klinischen Erfahrungen mit diesen Systemen berichten.

Speed-Brackets

Vom Design her ist das Bracket hervorragend: klein, attraktiv, komfortabel, leicht zu pflegen und leicht zu bedienen. Hooks an allen seitlichen Brackets, zwei Slots, eine gut geformte, der Zahnoberfläche angepasste Basis, dies alles macht das Bracket sehr geeignet für die Kombinationstechnik (Abb. 4).

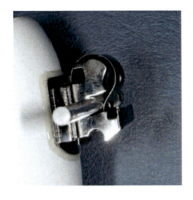
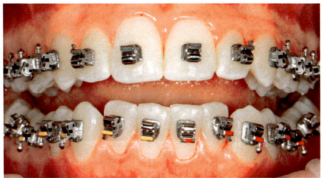

a.   b.

Abb. 4   Speed Bracket

a. Modell des Speed Brackets mit aktiver Schließmechanik.
Ab erstem Kantbogen .016x.022 ist der Bogen nicht frei (Reibung und Friktion)
b. Speed Brackets in situ

Nicht zuletzt spielt auch der Name „Speed" eine nicht unbedeutende Rolle für eine positive Einstellung der Patienten zu ihrer Behandlung, insbesondere Kinder fragen gleich beim ersten Termin nach „Speed"-Brackets.
Fast spektakulär erweisen sich die Speed-Brackets in der Nivellierungsphase. Die Nivellierung verläuft wirklich schnell, so wie auch der Name es verspricht. Dies alles funktioniert so bis zum .018 Rundbogen, so ähnlich wie beim passiven Damon-System oder sogar besser. Ab dem ersten Kantbogen, z. B. .016 x .022, aktiviert sich die Schließmechanik (aktiver Clip) und alles ändert sich rapide. Lückenbildung und Schwierigkeiten beim Lückenschluss sind u. E. typisch für aktive Speed-Brackets. Wir erklären uns dies mit einer gravierenden Steigerung von Reibung und Friktion. Nach unserer Erfahrung sollten in der Nivellierungs- und Führungsphase runde Bögen verwendet werden. Beim Lückenschluss im Seitenzahnbereich verwenden wir einen Speed-Dualgeometrie-Bogen. Wir schließen Lücken im Seitenzahnbereich auch mit einem Kantbogen unter Zuhilfenahme eines Tricks: Wir entfernen den aktiven Clip und ligieren die Brackets so

wie ein Twin-Bracket mit einer Drahtligatur. Dagegen zeigt sich der aktive Clip positiv in der letzten Phase beim Torque und in der Rotationskontrolle. Negativ anzumerken ist noch das Fehlen einer bleibenden Markierung zur Identifikation der Brackets, die vom Hersteller aufgebrachte Farbmarkierung geht leicht verloren.

Damon-Brackets

Mit passiven Brackets des Damon-Systems haben wir seit ca. 4-5 Jahren Erfahrungen gesammelt. Unsere ersten 50 Fälle zum Kennenlernen waren D-3-Brackets des Damon-Systems. Die schön aussehenden, aus kunststoffartigem Material hergestellten großen Brackets mit passiv schließendem, nicht immer öffnungswilligem Mechanismus erwiesen sich als sehr empfindlich gegenüber verschiedenen Einflüssen: Nahrungsmittel, Zahnsteinbildung, Fehlverhalten der Patienten beim Essen (große Verlustrate). Diese Brackets zwingen den Behandler, relativ oft – in ca. 4-5 Wochen – sog. Service-Termine zur notwendigen Slotreinigung zu vereinbaren. Schon nach kurzer Zeit stellten wir fest, dass wir bei der Positionierung der Brackets besonderes Augenmerk auf die Korrekturen bei Rotation, Neigung und Torque, vor allem im Frontbereich, legen müssen. Die positivste Eigenschaft des passiven Schließmechanismus ist seine wirkliche Low-Force-Wirkung. So konnten wir schon in früher Nivellierungsphase Kantbögen zur besseren Positionierung der Zähne anwenden. Während der Behandlung mit diesem System konnten wir keine Wurzelresorptionen beobachten, was von besonderer Bedeutung bei der Erwachsenenbehandlung ist. In der letzten Phase der Behandlung hatten wir das deutliche Gefühl, dass die Kontrolle von Torque und Rotation bei diesen passiven Brackets nicht ausreichend ist. Durch Anwendung von variablem Torque, Positionierungskorrekturen oder mit Hilfe von anterioren Wurzeltorque-Federn konnte das gewünschte Resultat erreicht werden. Heute haben wir das Damon Q Bracket, besser in Design und Material als das D3-Bracket und MX-Bracket. Mit ausgezeichnet funktionierendem passivem Schließmechanismus und zweitem Slot ist dieses Bracket auch sehr gut in die Kombinationstechnik integrierbar (Abb. 5). Aus wirtschaftlicher Sicht ist das sehr teure Bracket leider nicht attraktiv.

Sichere Vorteile beider Systeme sind der Patientenkomfort (keine elastischen oder Drahtligaturen im Mund), die kürzere Behandlungszeit bei den Kontrollterminen (schnellere Bogenwechsel) und die leichtere Zahnpflege.

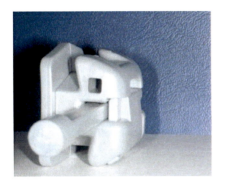
a.

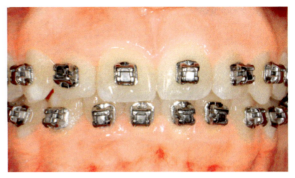
b.

Abb. 5   Damon Bracket

a. Modell des Damon Brackets mit passiver Schließmechanik –
Slot geschlossen mit Spin Tek Schiebemechanismus –
der Bogen ist frei
b. Damon Brackets in situ

Die weit verbreitete Meinung, dass die Behandlung mit diesen Systemen schneller verläuft im Vergleich mit dem Zwillings-Bracketsystem können wir nicht bestätigen. Werden z. B. TPO-Brackets oder andere Zwillingsbrackets mit Drahtligaturen richtig ligiert, reduziert man gravierend Friktion und Klemmen, ähnlich wie bei den passiven Systemen.

TP Orthodontics Bracket (Nu-Edge)
Das Cobalt Chromium, nickelfreie Bracket ist klein, mit gut geformter Basis und abgerundeten, nicht scharfen Kanten. Alle Brackets für die seitlichen Zähne können mit Hooks ohne Aufpreis geliefert werden (Abb. 6). Das Bracket ist leicht zu platzieren und von seinem Handling gut zu kleben. Die über 10-jährige Erfahrung mit diesen Brackets (MBT-Werte) zeigte gute Haftungs-Eigenschaften (sehr kleine Verlustrate), Formbeständigkeit und effiziente Wirkung beim richtigen Ligieren mit Drahtligaturen.

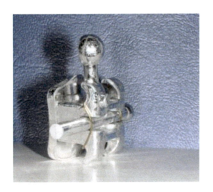 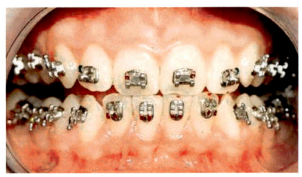

a. b.

Abb. 6 TPO Bracket

a. Modell des TPO Brackets – der Bogen ist ligiert mit einer .010 Drahtligatur
Beim richtigen Ligieren ist der Bogen frei, ähnlich wie beim passiven System.
b. TPO Brackets in situ

Auch die gute Akzeptanz seitens der Patienten und die Wirtschaftlichkeit (kein übertriebener Preis) müssen erwähnt werden. Natürlich braucht man bei den TPO Brackets, wie bei jedem anderen Twin-Bracket auch, im Vergleich mit den „selbstligierenden" Systemen mehr Zeit beim Ligieren eines Bogens und wegen der Drahtligaturen etwas mehr Zeit bei der Reinigung.

Unsere Indikationen zum Bracket-System

Speed-Bracket:	Extreme Zahnfehlstellungen
	Retinierte Zähne
	Häufige Anwendung von Elementen der Segmentbogen-Technik parallel zum geraden Bogen
	Ausdrücklicher Patientenwunsch in allen Behandlungsfällen
Damon-Bracket:	Kantbogen in früher Nivellierungsphase erwünscht
	Maximale Expansion in der Transversalen ohne GNE-Apparatur

TPO-Bracket:	Parodontal geschädigtes Gebiss Erwachsenenbehandlung Ausdrücklicher Patientenwunsch in allen Behandlungsfällen Ausdrücklicher Patientenwunsch nach wirtschaftlich günstiger Behandlungs-Apparatur Einzusetzen in allen Behandlungsfällen Patienten mit Nickel-Allergie

Das Einbringen der Multibracket-Apparatur

Vier Wochen vor dem sog. Bebänderungstermin erhält der Patient einen Termin zur professionellen Zahnreinigung. In diesem Termin wird nach der Zahnreinigung und der Aufklärung über die notwendige individuelle Prophylaxe während der kieferorthopädischen Behandlung auch die evtl. notwendige Konturierung der oberen Inzisivi und der Eckzähne aus ästhetischen Gründen besprochen. Indikationen hierfür sind geringe Zahnschmelzfrakturen, atypische Inzisalrandformen oder Eckzähne mit spitz zulaufenden Kronen. Wir führen diese Rekonturierung mit der Turbine und entsprechenden Diamanten durch, natürlich nachdem das Verfahren vorab mit dem Patienten und den Eltern abgesprochen wurde. Danach werden individuell angefertigte Schienen (Firma Scheu) mit Chlorhexamed 1 % Gel für 3 Minuten eingesetzt zur medikamentösen Steigerung der Kariesresistenz. Der Patient wird aufgefordert, für 4 Wochen nach der abendlichen Zahnreinigung die Medikamenten-Schienen mit dem Gel für 3 Minuten einzusetzen. Nach 2 Wochen erfolgt eine Mundhygiene-Kontrolle. Nach 4 Wochen bekommt der Patient bei guter Mundhygiene (API-Index unter 25 %) einen Termin zur Bebänderung mit der Multibracket-Apparatur. Dieser für den Patienten und Behandler wichtige Termin wird in unserer Praxis immer am Vormittag durchgeführt.

Nach der Begrüßung und ein wenig Plauderei werden zunächst die zu beklebenden Zähne mit einem luftgetriebenen Pulver-Wasserstrahl-Gerät (Air Polishing Air Flow S1 – Firma Ems) gereinigt und danach mit Prophypaste poliert. Nach der Trockenlegung des Arbeitsfeldes mittels Parotisrollen, Lippensperrer (Optra Gate Firma Ivoclar Vivodent) und Zungenhalter (Firma TP Orthodontics) werden die sauberen und trockenen Zähne zur Schmelzkonditionierung der gesamten labialen bzw. bukkalen Zahnoberfläche mit 36%-iger Phosphorsäure ca. 30-60 Sekunden bearbeitet (Applikationsspritze Firma Kaniedenta). Nach Entfernung der Säurereste und Spülung mit Wasser

(Sprayzeit pro Zahn ca. 10 Sekunden) wird das gesamte Arbeitsfeld erneut trocken gelegt. Die sichtbaren Entkalkungen, kleine sichtbare Schmelzbruchteile und Compositfüllungen beschichten wir 2 x mit dem Versiegelungsmittel Assure Sealant 6 cc (Firma Smile Dental). Danach wird die gesamte geätzte Schmelzoberfläche mit einer dünnen Schicht des Versieglers Pro Seal (Firma Smile Dental) vollständig abgedeckt.

Dann beginnt die wichtigste Etappe der Multibandbehandlung: das Bracketkleben.

Die ausgewählten Brackets werden in Alkohol entfettet und auf ein Bracket-Tray platziert. Wir kleben alle Metallbrackets mit dem Lichtpolymerisationskleber Greengloo und dem dazugehörenden Primer Ortho-Solo (Firma Ormco). Linguale Attachments, z. B. BiteTurbo (frontaler Aufbiss), werden wegen der höheren Haftfestigkeit mit dem Autopolymerisationskleber Concise (3 M Unitek) befestigt. Nach Beschichtung der vorbereiteten Zahnoberfläche mit einer oder besser mit zwei Schichten von Ortho-Solo wird die Bracketbasis mit einer dünnen, gleichmäßigen Schicht Kleber, aufgebracht mit einem Holzzahnstocher, beschichtet. Das Bracket wird in der festgelegten Position positioniert und angedrückt. Nach Entfernung des Kleberüberschusses wird das Bracket nachjustiert. Dabei werden vertikale Slot-Position, Rotation und Neigung kontrolliert. Es ist auch wichtig, die Gleichmäßigkeit der Bracketbasisadaptation zur Zahnoberfläche zu überprüfen. Achtung: Überschüssiges Klebermaterial an der Basis verursacht Rotationsfehler! Nach kurzer Belichtung mit der Polymerisationslampe (Mini LED Ortho 2 Firma Satelec Akteon) wird der nächste Zahn in gleicher Weise beklebt. Wir belichten den Kleber sofort mit 4 Sekunden, um irgendwelche Verschiebungen zu vermeiden.

Nach der Beklebung wird die Assistentin dann die angebrachten Brackets mit jeweils 6 Sekunden von mesial und distal nachbelichten. Eine Anmerkung zur Bebänderung der Molaren: Die Molaren bekleben wir mit Buccale Tubes. Dabei wählen wir für erste Molaren, insbesondere im Unterkiefer, Tubes mit zwei Slots. Ob ein oder zwei Slots ist abhängig von der geplanten Mechanik mit Elementen der Segmentbogen-Technik (z. B. Intrusionsbogen, Hebelfeder etc.). Bänder für erste oder zweite Molaren benutzen wir sehr selten, meistens nur, wenn wir linguale Attachments für z. B. Lingualbögen, Palatinalschloss für Palatinalbögen etc. benötigen. Außerdem benutzen wir Bänder bei den mit Gold oder Keramik restaurierten Kronen der Molaren.

Wir möchten betonen, dass wir immer Brackets den Bändern vorziehen. Die deutlichen Vorteile wie Genauigkeit der geplanten Positionierung, bessere Zahnpflege und verbesserte Ästhetik, bewegten uns zum Verzicht auf die traditionelle Bebänderung.

Etwas über die Kontrolle der Bracketpositionierung

Die 12-Uhr-Position des Behandlers beim liegenden Patienten ist nach unserer Meinung die Voraussetzung für die dreidimensionale Kontrolle und die korrekte Bracketpositionierung. Es ist wichtig, einen direkten Blick auf die labiale bzw. bukkale Zahnoberfläche zu haben. Es muss unbedingt eine zusätzliche Kontrolle mit dem Mundspiegel von inzisal bzw. okklusal erfolgen (Abb. 7).

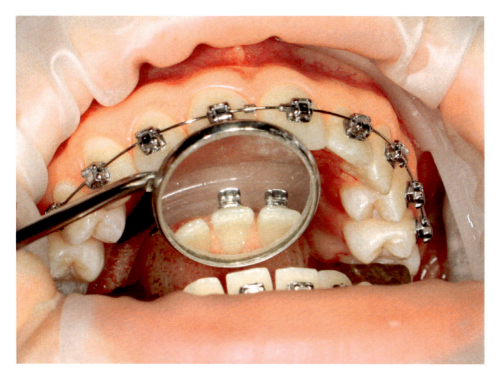

Abb. 7 Dreidimensionale Kontrolle der Bracketpositionierung

Etwas über Reparaturen und Replatzierungen von Brackets

Früher haben wir bei Reparaturen und Replatzierungen von Brackets immer neue Brackets genommen. Seit ca. 10 Jahren haben wir dieses Problem mit Hilfe eines Gerätes gelöst (Basis Classic Raufert). Das abgelöste oder abgenommene Bracket wird mit einem Sandstrahl 3 Sekunden gereinigt, gewaschen und nach Desinfektion mit H2O2 und Alkohol wieder geklebt – eine wirtschaftliche Methode.

3.2 Disokklusion

Das zweite wichtige Element der standardisierten Multibracket-Kombinationstechnik ist die Disokklusion, d. h. die Unterbrechung der Schlussbissstellung oder besser gesagt, die Unterbrechung der maximalen Intercuspidation. In der amerikanischen Literatur nennt man dies Disarticulation (Th. R. Pitts), was man als Unterbrechung der dynamischen Okklusion übersetzen kann. Wir schreiben darüber, weil wir fest überzeugt sind, dass die Unterbrechung der Okklusion während der Multibandbehandlung durch frontale Aufbisse beim Tiefen Biss und seitliche Aufbisse beim Offenen Biss ein sehr wichtiger Punkt bei der Behandlung mit der Low Force Technik oder überhaupt der Multibandtechnik ist. Vor einigen Wochen hörten wir auf einer Fortbildung einen Vortrag über die Vorteile der Lingualtechnik. Dabei berichtete der Referent, dass die Behandlung mit der Lingualtechnik schneller verläuft als die Behandlung mit der Traditions-Multibandapparatur. Er erklärte dies mit der Unterbrechung der Okklusion durch palatinal bzw. lingual geklebte Brackets. Am Ende des Vortrags stellte ein Zuhörer die Frage an den Referenten, warum die Behandlung bei Unterbrechung der Okklusion schneller ablaufen sollte, zumal wir wüssten, dass die Ruheschwebe sowieso ca. 23 Stunden und 30-35 Minuten dauert und die maximale Intercuspidation mit 23-25 Minuten eigentlich irrelevant sei. Zu unserer Überraschung antwortete der Referent, dass der Kollege eigentlich Recht habe, dies sei eigentlich nicht bewiesen und es gäbe keine wissenschaftliche Studie darüber.

Eine Studie gibt es vielleicht nicht, aber eine wissenschaftlich begründete Theorie gibt es. Das definierte im Jahre 1926 Claude Bernard, und es heißt Homeostasis oder Homöostase – das Aufrechterhalten eines Gleichgewichts im Organismus, so wie Blutkreislauf, Körpertemperatur, Elektrolythaushalt etc. Bei der Okklusion, etwas einfach definiert, sprechen wir über das muskuläre Gleichgewicht im stomatognathen System, in einfacher Sprache ausgedrückt – das Gleichgewicht zwischen Mundöffner und Mundschließer, das Gleichgewicht zwischen 23 ½ Stunden Ruheschwebe und 30 Minuten maximaler Intercuspidation. Unterbrechen wir das muskuläre Gleichgewicht z. B. mit einem Aktivator, bekommen wir die gewünschte Bisshebung. Und natürlich wird die kieferorthopädische Behandlung mit der Multibandapparatur durch gezielte Anwendung der frontalen oder seitlichen Aufbisse (Disokklusion) erheblich verkürzt.

Wir verwenden bei regelrechter Bissstellung oder bei tiefem Biss Bite Turbo Aufbissbrackets (Firma Ormco) oder selbst hergestellte Aufbisse aus Transbond Plus, ein lichthärtender Bandkleber (Firma Unitek).

Geklebt werden die Aufbisse auf die palatinale Fläche der Zähne 11, 21 oder 13, 23 (Abb. 8), bei positiver sagittaler Stufe (Kl. III) auf die linguale Fläche der unteren Inzisivi (Abb. 9 a).

Bei großer negativer sagittaler Stufe benutzen wir eine Platte mit frontalem Aufbiss nach Marcel Korn (Abb. 10 a, b).

Bei offenem Biss verwenden wir eine Aufbissplatte mit seitlichem Aufbiss, meist im Unterkiefer (Abb. 10 c), eine UK-Schiene mit seitlichem Aufbiss oder seitliche Aufbisse, die wir direkt im Mund mit Transbond Plus (Firma Unitek) aufbauen (Abb. 9 b). Von diesem Material sind wir begeistert: Die Aufbisse aus Transbond Plus sind kausicher, mit der Zahnoberfläche gut verbunden, sie sind leicht und schnell anzubringen und auch leicht, ohne das Risiko einer Schmelzverletzung, zu entfernen. Auch Bite Turbo Brackets erhöhen wir bei Bedarf mit diesem Material.

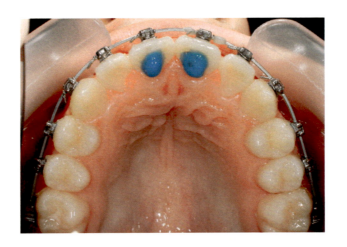

a.

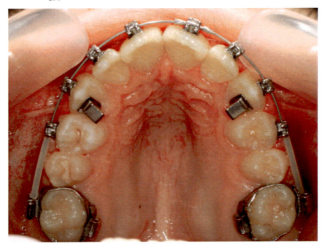

b.

Abb. 8 Frontale Aufbisse im Oberkiefer

a. Aufbisse aus lichthärtendem Bandkleber Transbond Plus | b. Bite Turbo Aufbissbracket

mit Transbond Plus

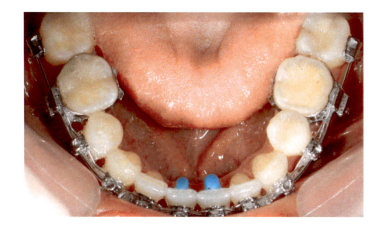

a.

Kasse
m

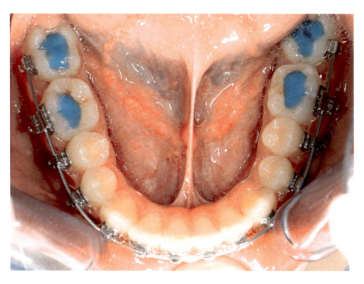

b.

offener
Biß

Abb. 9 Aufbisse im Unterkiefer

a. Frontale Aufbisse bei 31, 41 | b. Seitliche Aufbisse

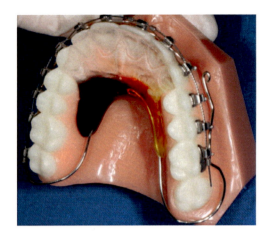

a.

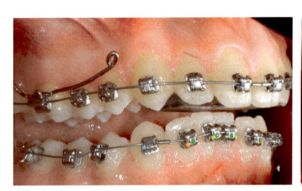
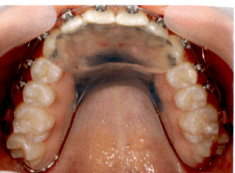

b.

Abb. 10 a – c Aufbissplatten
a. Herausnehmbare Platte für den Oberkiefer mit frontalem Aufbiss nach M. Korn auf Modell
b. M. Korn Platte in situ

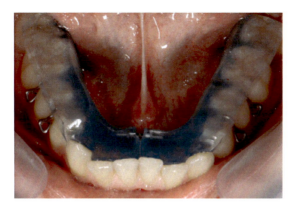

c.

Abb. 10 c Aufbissplatte – Unterkiefer-Platte mit seitlichem Aufbiss

3.3 Gerade Bögen

Das dritte Element unserer Multibandbehandlung ist der gerade Bogen. Den Referenten und Buchautoren J.C. Bennett und R.P. McLaughlin schulden wir großen Dank für viele lehr- und hilfreiche Fortbildungen, die wir bei diesen erfahrenen Kieferorthopäden machen durften. Wir erlauben uns die Empfehlung, die sehr interessanten und fundierten Bücher der Referenten mit detaillierter Beschreibung aller Aspekte der Straight-Wire-Technik zu lesen. Wir möchten hier diese Technik nicht neu beschreiben, sondern lediglich kleine Veränderungen oder besser gesagt Anpassungen dieser Technik an die in unserer Praxis angewandte individualisierte und standardisierte Multibracket-Kombinationstechnik mit den Bracket-Systemen Speed, Damon, TP Orthodontics darstellen.

Die Bogensequenz oder Bogenfolge:
Speed-System:
Phase I Rundbogen: .016 Supercable Tubular (Speed Wire)
.016 SE (Titanol low force)
.018 Ni-Ti

Phase II Kantbogen:	.016 x .022 SE
	.20 x .25 Ni-Ti (Speed Wire)
Phase III Arbeitsbogen:	.020 x .025 SS (Speed Wire)

Damon-System:

Phase I Rundbogen:	.016 Supercable Tubular (Speed Wire)
	.016 Copper Ni-Ti
Phase II Kantbogen:	.016 x .022 SE
	.016 x .025 Copper Ni-Ti
	.019 x .025 Ni-Ti
Phase III Arbeitsbogen:	.019 x .025 SS

TP Orthodontics System (Zwillingsbracket):

Phase I Rundbogen:	.016 Supercable
	.016 Ni-Ti
	.018 Ni-Ti
Phase II Kantbogen:	.016 x .022 Ni-Ti
	.019 x .025 Ni-Ti
Phase III Arbeitsbogen:	.019 x .025 SS

Die drei Systeme mit oben genannter Bogenfolge sind in unserer Praxis standardisiert. Natürlich gibt es Abweichungen in Abhängigkeit von irgendwelchen Problemen, insbesondere in der ersten Phase der Behandlung. Wir sind begeisterte Anwender des initialen Bogens .016 Supercable oder noch besser .016 Supercable Tubular (Abb. 11). Die extrem flexiblen, auch bei Knick um 90 Grad aktiven Bögen haben verglichen mit allen heute auf dem Dentalmarkt bekannten Bögen – auch bei starker Deflektion – die niedrigste Abgabekraft (J. L. Berger, T. Waran).

Wie bereits erwähnt, folgen wir bei der Auswahl aller Produkte für unsere Praxis, natürlich auch bei den Materialien für die Behandlung, zwei Kriterien: Qualität und Wirtschaftlichkeit. Wir verwenden z. B. als .016 SE einen Titanol Low Force Bogen (Firma

Forestadent) oder .016 Copper Ni-Ti (Firma Ormco). Als ersten Kantbogen, insbesondere bei Anwendung eines Kantbogens schon in früher Nivellierungsphase, setzen wir .016 x .022 BioForce Sentalloy (Firma GAC) ein. Seine Eigenschaften – differenzierte Kraftabgabe, geringere niedrigere Kräfte trotz Deflektion des Bogens, erhöhte Elastizität und Stabilität der Bogenform trotz längerer Anwendung haben sich in unserer täglichen Arbeit bewährt. Bei gleicher Indikation (Anwendung eines Kantbogens schon in der ersten Nivellierungsphase) verwenden wir in manchen Fällen, insbesondere bei Patienten, die besonderen Wert auf Wirtschaftlichkeit legen, einen verflochtenen Ni-Ti .017 x .025 Turbo Arch (Firma Ormco), der trotz seiner Kantbogenform in etwa vergleichbar ist mit der Abgabekraft des Speed Supercable.

Bei Verwendung des aktiven Speed-Systems müssen wir wegen auftretender Reibung schon beim ersten Kantbogen, insbesondere in der Führungsphase (z. B. beim Lückenschluss, Mesialisierung oder Distalisierung von Zähnen) auf runde .018 SS oder auf Dual Geometrie Bögen .021 x .021 x .020 oder .021 x .021 x .018 (Kant im Frontbereich, Rund im Seitenbereich. Firma Speed) ausweichen. Natürlich verwenden wir ab und zu als ersten Nivellierungsbogen auch die von Damon empfohlenen .013 x .018 Copper Ni-Ti Rundbögen oder zum Erreichen maximaler Expansion mittels eines Bogens .018 x .025 Copper Ni-Ti oder .019 x .025 Damon TMA (Firma Ormco). Auch die superelastischen und wirtschaftlich günstigen Titanol Low Force Bögen (Firma Forestadent) oder Thermalloy Bögen (Firma Smile Dental) werden von uns eingesetzt.

Noch ein Hinweis auf Wirtschaftlichkeit beim Bogenwechsel: In unserer Praxis wird beim Bogenwechsel jeder herausgenommene Bogen gereinigt, desinfiziert und in einer individuellen Patienten-Box aufbewahrt.

Bei der Notwendigkeit, auf eine geringere Bogenstärke zurückzugehen, z. B. nach der Replatzierung eines Brackets, verwenden wir die Bögen aus der dazugehörenden Patienten-Box, also keine neuen Bögen.

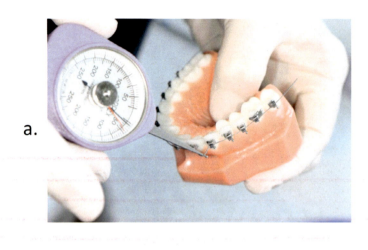

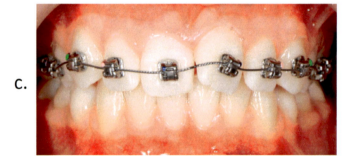

Abb. 11 Erster Nivelierungsbogen .016 Supercable –
sehr kleine Abgabekraft, auch bei starker Deflektion

a. .016 Supercable auf Frasaco – Studien-Modell | b. .016 Supercable ligiert in Speed Brackets in situ | c. .016 Supercable ligiert in Damon Brackets in situ

Die Bogenform

Viele Jahre lang legten wir schon vor Beginn der Behandlung eine Bogenform mit Hilfe von aktuellen (Beginn-) Modellen und einer Fünf-Bogenform-Schablone nach Ricketts (Firma Smile Dental) fest.

Vor circa 8 bis 9 Jahren änderten wir diesen wichtigen Schritt in unserer diagnostischen und therapeutischen Taktik. Die Bogenform auf Beginn-Modellen mit oft fixierten Bogenkompressionen und gekippten Zähnen ignorieren wir einfach. In der ersten bis zur Mitte der zweiten Phase arbeiten wir immer mit der gleichen breiten Bogenform (large). Die breite Bogenform ist sehr nützlich beim Aufrichten der seitlichen Zähne und Beseitigen von Kompressionen im Bereich der individuellen anatomischen Verhältnisse, ohne unerwünschte Expansion zu erzeugen. Vor dem Ligieren des zweiten Kantbogens legen wir dann nach aktuellen Modellen die individuelle Bogenform fest, wenn die gewünschte Breite erreicht ist. Als technische Hilfe zur Verifizierung der individuellen Bogenbreite verwenden wir einen Wachsabdruck oder die Bogenform-Schablone nach Ricketts (Firma Smile Dental).

Ligieren des Bogens

Bei allen sog. „selbstligierenden" aktiven oder passiven Systemen muss man der „Philosophie" der jeweiligen Systeme folgen. Beim Speed-System wird der Bogen mit einer Nickel-Titanium-Haltefeder (aktives System) und beim Damon-System mit einem Spin Tek Schiebemechanismus (passives System) ligiert. Bei beiden Systemen dürfen keinerlei Klemmmechanismen im Bereich des Bogens auftreten. Zum Beispiel sind auf Brackets aufgesetzte Gummis, Rotationselemente oder Bendbacks unerwünscht, alles was den Bogen irgendwie blockiert ist zu vermeiden. Wir verwenden überhaupt keine Gummiligaturen mehr. Das Vermeiden von Klemmen, Reibung oder Friktion schon beim Ligieren des Bogens ist leicht übertragbar auf ein System mit Zwillingsbrackets, so wie bei passiven selbstligierenden Systemen. Dabei sollte man die Bögen nur mit kurzen, vorgezwirbelten Drahtligaturen .010 ligieren und nach dem Festziehen des Drahtes diesen wieder lockern, indem man die Ligatur um 90 Grad zurückdreht. Dann richtet man die auf dem Bogen aufliegenden Schlingenanteile zu den Bracketflügeln auf, so dass der Bogen sich frei in den Bracketslots bewegen kann (Abb. 12).

Ein sehr wichtiges Element dabei ist die Kontrolle der Bogenposition mit Stopps. Die Firma Speed liefert sehr gute und von den Kosten her sehr günstige Stopps, die sich auch an alle Bögen fremder Systeme sehr gut anpassen lassen. Die Firma Ormco verkauft ihre Bögen mit verschiebbaren konfektionierten Stopps.

Bei Zahnbögen mit erhaltener Bogenmitte positioniert man den Bogen direkt auf die Zahnbogenmitte, bzw. auf der ästhetischen Mitte und befestigt den Stopp durch Druck mit der Weingart-Zange z. B. distal und mesial von Brackets eines zentralen Schneidezahnes mit ca. 1 mm Abstand von der Bracketseite. Bei einer notwendigen Zahnbogenmitten-Korrektur positioniert man den Bogen auf der ästhetischen Mitte und befestigt die Stopps in Richtung der gewünschten Korrekturseite im Bereich der seitlichen Prämolaren mit ca. 1,5 – 2 mm Abstand von der Bracketseite. Zum Beispiel: Bei einer Mittellinienkorrektur nach links werden die Stopps auf der linken Seite am Bracket des Zahnes 24 angebracht. Eine Ausnahme macht man beim Ligieren eines initialen .016 Supercable Bogens. In diesem Fall werden Stopps am Ende des Bogens, hinter den ersten Molaren befestigt (Abb. 13).

In der individualisierten Multibracket-Kombinationstechnik ist das entsprechende Ligieren eines geraden Bogens sehr wichtig. Der Bogen soll einen geraden Verlauf haben, ohne große Auslenkung. In den Bogen werden nur Zähne, die in der Zahnreihe stehen, ligiert. Die Zähne, die außerhalb der Zahnreihe stehen oder liegen, werden in den geraden Bogen nicht! einligiert. Solche Zähne werden mit Elementen der Segmentbogentechnik in den geraden Bogen eingeführt. Der erste Nivellierungsbogen sollte wenn möglich keine aktiven Elemente (Druckfeder, Elastics, Alastics etc.) haben. Beim Bogenwechsel sollte man die Prinzipien der Low Force Technik beachten. Der Bogen sollte mindestens 10 Wochen ligiert bleiben. Beim Kontrolltermin darf der Behandler seine Hände ruhig in den „Hosentaschen" lassen und den Bogen nicht so oft wechseln. In unserer Praxis machen wir in Abständen von 5 – 6 Wochen sie sog. „Komfort-Kontrolle", um die Slots von Speiseresten zu reinigen und die Bögen zu justieren.

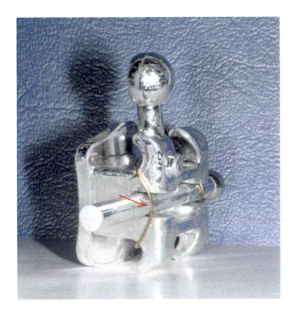

a.

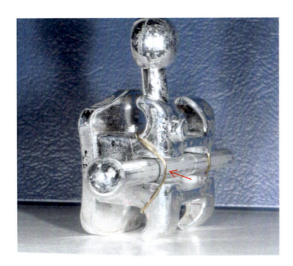

b.

Abb. 12 Ligieren des Bogens in Twin-Brackets.

a. Falsch – der Bogen ist fixiert | b. Richtig – die Ligatur ist gelockert und die auf dem Bogen aufliegenden Schlingenanteile zu den Bracketflügeln sind aufgerichtet – der Bogen ist frei

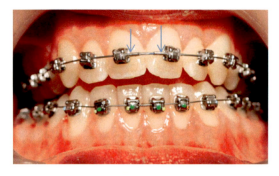

a.

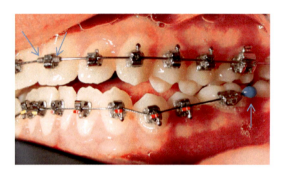

b.

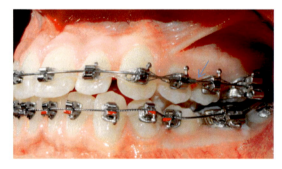

c.

Abb. 13 Stopps

a. Positionierung der Stopps im Bereich der Zahnbogen-Mitte
b. Positionierung der Stopps im Oberkiefer distal und mesial eines zentralen Schneidezahnes / im Unterkiefer Positionierung der Stopps am Ende des Bogens bei .016 Supercable
c. Positionierung der Stopps bei Mittellinien-Korrektur nach links bei den Zähnen 24, 25

3.4 Elemente der Segmentbogen-Technik

In diesem Aufsatz wollen wir nicht irgendetwas über die Segmentbogen-Technik lehren, dies könnten wir nicht und ist nicht unsere Intention. Grundsätze dieser sehr interessanten Technik haben wir bei Dr. F.P. Schwindling und bei Prof. M. R. Marcotte auf mehreren Fortbildungen und beim Lesen ihrer Bücher gelernt. Auch das sehr interessante Buch von Dr. Th. F. Mulligan „Orthodontische Mechanik und gesunder Menschenverstand" können wir nur empfehlen. Wir werden auch nicht versuchen, etwas über die Biomechanik der Zahnbewegung, die Kontrolle von Kräften und Momenten, Geometriegruppen und andere Aspekte dieser Technik zu erläutern. Dazu gibt es eine Vielzahl sehr profunder Literatur, z. B. von C. J. Burstone, M. Marcotte, P. D. Diedrich, B. Melsen und vielen anderen. Wir möchten hier nur die Vorteile einer Kombination der Straight-Wire-Technik mit Elementen der Segmentbogen-Technik darstellen und beschreiben.

Die Kombination zweier Hebelfedern mit einem geraden Bogen haben wir vor ca. 15 Jahren bei Dres. U. und L. Moser in Bozen gesehen und waren von den Resultaten dieser Technik begeistert. Später lasen wir eine interessante Publikation zur Tip-back-Mechanik in Kombination mit geraden Bögen von Prof. H. P. Bantleon. Auch hörten wir bei einer Fortbildung mit dem Thema „Effektive orthodontische Behandlungsmechanik – das Beste aus Straightwire und Segmentbogentechnik – von Prof. D. Drescher aus Düsseldorf u. a. über die Verwendung eines geraden Bogens in Verbindung mit einer T-Feder. Es ist möglich, bei extremen Stellungsabweichungen und Verlagerungen von Zähnen durch die Kombination eines geraden Bogens mit einem Segmentbogen die verlagerten Zähne einzuordnen. Der Vorteil bei der Anwendung von Elementen der Segmentbogen-Technik ist die Kontrolle einer bestimmten Zahnbewegung, ohne unerwünschte Kräfte und Drehmomente entlang des geraden Bogens. Wir wollen die gezielte Wirkung nur auf einen bestimmten Zahn, ohne unerwünschte Reaktion auf die benachbarten Zähne. Das ist der Sinn einer Kombinations-Technik.

In dieser Technik setzen wir zur Behandlung von Zahnfehlstellungen neben den geraden Bögen folgende Elemente der Segmentbogen-Technik ein: Segmentbogen, Tip-back-Teilbogen (Hebel-Aufrichte-Feder, Tip-back-Feder) Intrusionsbogen, Hasund-Feder, ART-Feder (Torque-Feder).

3.4.1 Segmentbogen

Die häufigste Indikation ist ein Zahn mit einer Lokalisation außerhalb der Zahnreihe (z. B. Palatinalstand eines oberen Eckzahnes). Dabei ist folgendes zu beachten:

1. Lückenkontrolle durch Lückenöffnung oder Lückenstabilisation

2. Die Kombination eines geraden Bogens mit einem Segmentbogen sollte nach Möglichkeit ab dem zweiten Nivellierungsbogen beginnen. Wir verwenden sehr leichte Segmentbögen (.016 Sc. oder .012 SE – Gentle Force Technik). Der Hauptbogen sollte, wenn möglich, ein Kantbogen sein.

3. Der Segmentbogen wird in den zweiten Bracketslot der benachbarten und betroffenen Zähne so ligiert, dass die Stopps ca. 1,0 mm mesial und distal von den benachbarten Brackets liegen (Abb. 14).

Beim Zwillingsbracket ohne Hilfsslot ligieren wir den Segmentbogen in den Hauptslot des benachbarten Brackets mit einer lockeren Drahtligatur (Tandem-Technik).

4. Um eine unerwünschte Wirkung auf die benachbarten Zähne zu vermeiden, wird die endgültige zweidimensionale Einordnung des Zahnes in den Zahnbogen durch die Kombination des Segmentbogen mit einem .016 x .022 passiven Stahlbogen mit entsprechender Ausbiegung (Pyggyback Technik) durchgeführt (Abb. 15).

5. Wir benutzen einen Segmentbogen auch als zusätzliche minimale Verankerung, z. B.: Bei der Einordnung des Zahnes 13 mit einem geraden .016 Supercable-Bogen wird das anteriore Segment zusätzlich mit einem .014 NiTi Bogen verankert (Abb. 16).

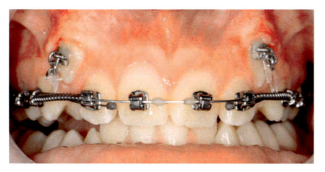
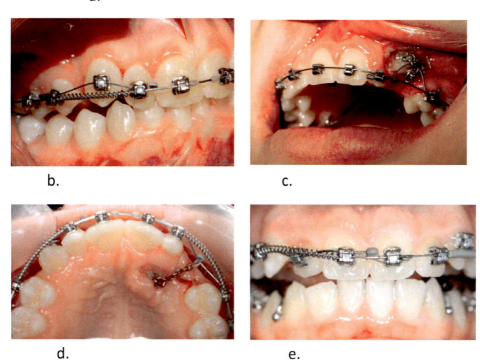

Abb. 14 Kombination eines Segmentbogens mit einem geraden Bogen
a. Einordnung bukkal verlagerter Eckzähne – Kombination eines geraden .016x.022 SE mit einem .013 SE Segmentbogen und elastischem Faden | b. Kombination eines .016x.022 SE geraden Bogens mit .013 SE Segmentbogen | c. Kombination eines .018 geraden Bogens mit .016 Supercable Segmentbogen – Zustand nach Freilegung des Zahnes | d. Einordnung eines palatinal verlagerten Zahnes 23 – Kombination eines .016x.022 SE geraden Bogens mit .013 SE Segmentbogen | e. Einordnung eines palatinal durchgebrochenen Zahnes 12 – Kombination eines .018 NiTi geraden Bogens mit .016 Supercable Segmentbogen

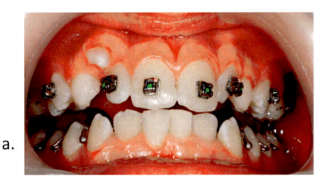

Abb. 15 Kombination eines Segmentbogens mit einem geraden Ausbiegungsbogen
Pyggyback-Technik
a. Labialstand des Zahnes 13 und palatinal verlagerter und retinierter Zahn 23, persistierende Zähne 53, 63. | b. Einordnung der verlagerten Zähne 13, 23 – Kombination eines .016x.022 SE geraden Bogens mit .016 Supercable Tubular Segmentbogen | c. Zweidimensionale Einordnung eines bukkal durchgebrochenen Zahnes 13 mit einem Segmentbogen .013 Copper NiTi und einem geraden Ausbiegungsbogen .016x.022 SS. (Pyggyback-Technik)

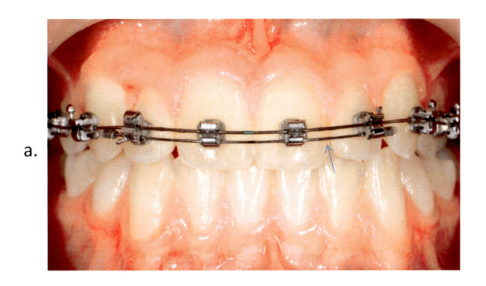

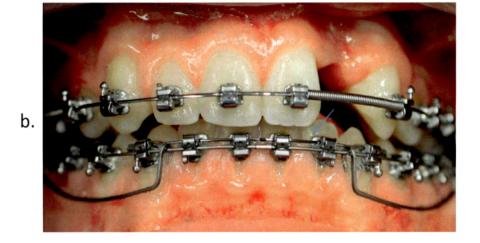

Abb. 16 Anwendung eines Segmentbogens (.014 Stahl) in Kombination mit einem geraden Bogen (.016 SE) als minimale Verankerung

a. Stabilisation der OK-Front-Inzisivi bei Einordnung des Zahnes 13
b. Stabilisation der UK-Front-Inzisivi bei Anwendung der Hebel-Federn

3.4.2 Hebel-Aufrichtungsfeder

Die häufigste Indikation für diese Feder ist die Behandlung eines tiefen Bisses mit ausgeprägter Spee-Kurve. Auch ein Defizit in der Zahnbogenlänge (1-2 mm pro Seite) ist eine Indikation für diese Feder. Die Hebelfeder (Aufrichtungsfeder) ist ein Segmentbogen mit einer Tip-back-Biegung auf der posterioren Seite und einem anterioren Haken. Für diese Feder benutzen wir .017 x .025 TMA Stangendraht (Firma Ormco). Bei der Anfertigung einer solchen Feder aus Stahldraht sollte am posterioren Ende eine Helix eingebogen werden (Abb. 17).

Das posteriore Ende des Tip-back-Teilbogens wird in aktiviertem Zustand (ca. 45° für die TMA-Feder) in den Hilfsslot der Doppeltube des ersten Molaren eingeführt und der anteriore Haken auf den geraden Bogen zwischen dem Eckzahn und zweiten Inzisivi im Unterkiefer eingehängt. Es ist sehr wichtig, dass der Haken des Tip-back-Teilbogens frei am geraden Bogen entlang nach distal gleiten kann. Die Aktivierung sollte nicht mehr als 30-40 cN pro Seite betragen, so dass pro Inzisivi im Unterkiefer nicht mehr als 15-20 cN wirken. Der Teilbogen sollte so gebogen werden, dass der Abstand Bogen – Schleimhaut auf seiner ganzen Länge nicht mehr als ca. 1,5 –2,0 mm beträgt. Nach Anpassen der Feder sollte die Intrusionskraft überprüft werden.

Das Einsetzen der Hebelfeder erfolgt nach 6 Wochen Liegezeit eines geraden Bogens. Die schnellere Beseitigung eines tiefen Bisses mit Nivellierung der Spee-Kurve kann man nur mit der komplexen Wirkung mehrerer Elemente erklären. Dies sind die Disokklusion durch frontalen Aufbiss, die individuelle Bracketpositionierung beim tiefen Biss, die unbedingte Einbeziehung der zweiten Molaren in den geraden Bogen und die gezielte Wirkung der Hebelfedern mit ihrem Extrusionseffekt im posterioren Bereich und Intrusionseffekt im anterioren Bereich des Zahnbogens. Die Kombination eines geraden Bogens mit Tip-back-Teilbogen führt zur gleichmäßigen Aufrichtung des gesamten bukkalen Segmentes und durch das Gleiten des seitlichen Zahnkomplexes mit Unterstützung eines elastischen Fadens (Firma TP Orthodontics) nach distal kann etwas an Zahnbogenlänge gewonnen werden.

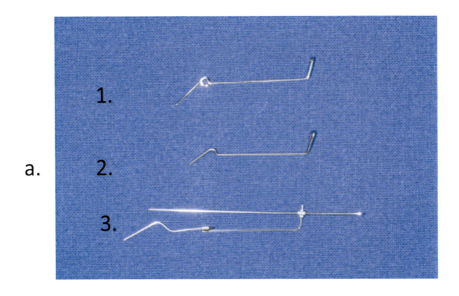

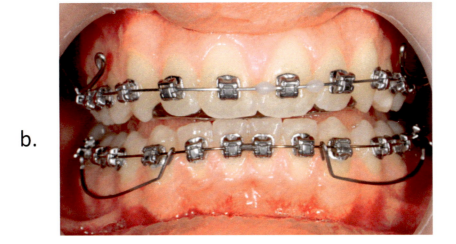

Abb. 17 Tip back Segmentbogen (Hebel-, Aufrichtefeder)

a. 1. Aufrichtefeder aus .016x.022 Stahl | 2. Aufrichtefeder aus .017x.025 TMA
3. Konfektionierte Aufrichtefeder nach Prof. F.G.Sander
Kombination Stahl-Titanol Low Force. (Fa.Forestadent)
b. Hebelfeder in situ

3.4.3 Intrusionsbogen

Als Alternative zur Hebelfeder, meist bei gleicher Indikation, verwenden wir den Intrusionsbogen auch in Kombination mit dem geraden Bogen. Dies ist ein umlaufender Bogen in der Länge vom ersten Molaren der einen Seite bis zum ersten Molaren der anderen Seite mit einer Tip-back-Biegung am posterioren Ende eines .017 x .025 TMA-Drahtes. Man kann natürlich auch konfektionierte Intrusionsbögen bei vielen Firmen beziehen (z. B. Intranol Firma GAC) oder den Intrusionsbogen aus TMA-Draht selbst biegen (Abb. 18). Der Hauptunterschied zwischen Hebelfeder und Intrusionsbogen liegt in der Lage des anterioren Rotationszentrums. Wünscht man Protrusion in der Unterkieferfront, befestigt man den Intrusionsbogen in der Mitte des geraden Bogens zwischen den zentralen Inzisivi. Wünscht man dies nicht, befestigt man den Intrusionsbogen zwischen Eckzähnen und seitlichen Inzisivi.

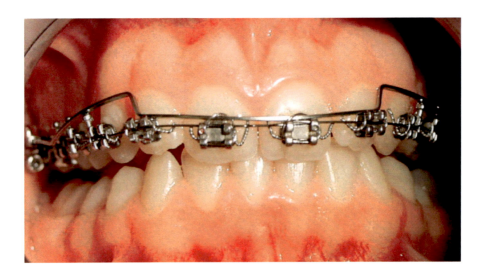

Abb. 18   Intrusionsbogen im Oberkiefer

Unsere Ausführungen zur Segmentbogen-Technik sind sehr schematisch und beziehen sich nur auf die Kombination einer Straight-Wire-Technik mit Elementen der Segmentbogen-Technik. Zum besseren Verständnis der Segmentbogen-Mechanik sollte man auf entsprechende Literatur zurückgreifen. Sehr interessant und verständlich beschrieben findet sich z. B. die Tip-back-Mechanik im Buch von M.Marcotte: Segmentierte Bogentechnik in der Praxis.

3.4.4 Hasund-Feder

Zur Einordnung eines palatinal verlagerten Zahnes (meist retinierter Eckzahn) verwenden wir eine Feder, die wir vor vielen Jahren auf einer Fortbildung bei Prof. A. Hasund kennen lernten. Wir sind fast sicher, dass Professor Hasund über diese Feder keine Publikationen herausgegeben oder irgendwelchen „Wirbel" gemacht hat. Er nannte sie einfach „Federchen". Im Gegensatz zur in der Literatur bekannten Ballistaspring-Feder ist die von uns so genannte „Hasund-Feder" die einfachste, wirtschaftlichste und vor allem unserer Meinung nach die effektivste Feder in Zeit und Logik der kieferorthopädischen Mechanik.

Die fünf goldenen Regeln vom Ablauf der kieferorthopädischen Einordnung eines retinierten Zahnes (A. Becker oder N. Watted und T. Teuscher – die Literatur dazu) sollten schon beachtet werden. Die zweite Regel – Bewegung des verlagerten Zahnes weg von den benachbarten Zahnwurzeln – erfüllt die Hasund-Feder genau entsprechend. Die Hasund-Feder wird aus .014 Australien Wire (Firma Smile Dental) gebogen und am herausnehmbaren Transpalatinalbogen (Palatal-Bar Firma Unitek) befestigt. Die Feder sollte um ca. 45-50° aktiviert werden, die extrusive Kraft sollte nicht mehr als ca. 20 – 25 cN betragen, in ihrer Richtung weg von den benachbarten Zähnen. Am freien Ende des Drahtes wird eine Öse gebogen und am Attachment des retinierten Zahnes ligiert (Abb. 19).

Die kontrollierte Extrusion des verlagerten Zahnes – regelmäßige Kontrollen in 3-4 Wochen – sollte so lange durchgeführt werden, bis 2/3 der freiliegenden Zahnkrone sichtbar sind.

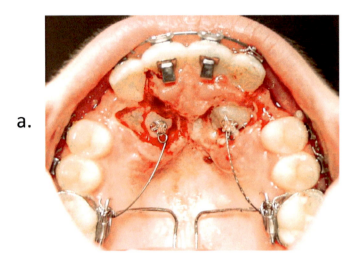

Abb. 19 Hasund-Feder

a. Extrudieren der palatinal verlagerten und retinierten Zähne 13 und 23 mit zwei Hasund-Federn. Die ersten Molaren sind mit einem herausnehmbaren Transpalatinalbogen verankert – offene Technik
b. Extrudieren des retinierten Zahnes 23 mit Hasund-Feder – geschlosseneTechnik

3.4.5 Tip-back-Feder

Danach ist der optimale Zeitpunkt zur Einführung des retinierten Zahnes in die Zahnreihe. Diese Aufgabe führen wir meistens mit einem Tip-back-Teilbogen durch, gebogen aus .017 x .025 TMA, mit einer Öse am anterioren Ende des Drahtes und befestigt im Hilfsslot der Doppeltube am ersten Molaren. Die Verankerung durch den herausnehmbaren Transpalatinalbogen bleibt bestehen (Abb. 20). Die Aktivierung des Teilbogens ist in bukkaler Richtung mit ca. 45° und einer Kraft von ca. 25-30 g ausreichend. Die kippende Bewegung des Zahnes nehmen wir in Kauf wegen der schnelleren Einführung des Zahnes in die Zahnreihe. Die körperliche Bewegung eines palatinal verlagerten Zahnes ist auch mit einer Wurzelfeder möglich, dies dauert aber sehr lange.
Nach Einreihung des verlagerten Zahnes in die Zahnreihe wechseln wir vom Hilfsattachment auf das Bracket mit größtmöglichem bukkalem Wurzeltorque. Die endgültige zweidimensionale Einführung des retinierten Zahnes wird mit Hilfe der Pyggy-Back-Technik durchgeführt.

3.4.6 ART-Feder (Anterior Root Torque)

Um der retrusiven Kraft auf die Oberkiefer-Frontzähne und der protrusiven Kraft auf die Unterkiefer-Frontzähne bei der Kl. II-Mechanik entgegen zu wirken, arbeiten wir mit verstärktem palatinalem Wurzeltorque in der Oberkieferfront und labialem Wurzeltorque in der Unterkieferfront, die Hauptindikation für die ART-Feder, insbesondere bei der Behandlung von Kl. II-2-Dysgnathien. Auch bei der Kl. III-Mechanik unterstützen wir unsere Therapie mit dieser leicht anwendbaren Technik. Mit Freude erinnern wir uns an einen Fortbildungszyklus zum Thema Edgewise-Technik bei Prof. A. Hasund, den wir vor vielen Jahren machen durften. Eine dieser Fortbildungen hieß „Freude am Biegen"! Mit vielen Biegungen ersten und zweiten Ranges hatten wir auch Spaß, nicht aber mit den berühmten Biegungen dritten Ranges, den Torque-Biegungen. Diese Biegungen mussten wir sehr viel trainieren, und wir können sie bis heute nicht besonders gut, auf jeden Fall nicht schnell genug.

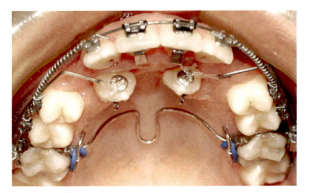

a.

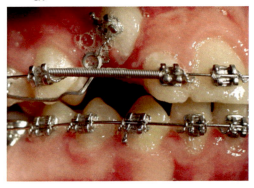

b.

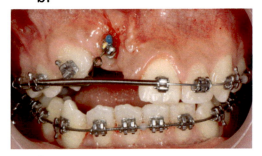

c.

Abb. 20 Tip back Segmentbogen zur Einordnung der retinierten Zähne
a. Einordnung der palatinal verlagerten Eckzähne 13, 23 mit zwei Tip back Segmentbögen. Die ersten OK Molaren sind mit einem Transpalatinalbogen verankert. | b. Einordnung der bukkal durchgebrochenen Eckzähne mit Tip back Segmentbogen. Die ersten OK Molaren sind verankert. | c. Einordnung des retinierten Zahnes 11 mit Tip back Segmentbogen. Die ersten OK-Molaren sind verankert.

Heute gibt es zum schnelleren Torquebiegen spezielle Torquezangen (Firma Tiger Dental). Wir haben diese Zange zwar, benutzen sie aber nur für lokale Torque-Korrekturen am .019 x .025 TMA Bogen. Bei den Fronttorque-Biegungen am .019 x .025 SS haben wir kein gutes Gefühl wegen des Risikos möglicher Wurzelresorptionen.

Bei der täglichen Zahl an Patienten in unserer Praxis mussten wir uns im Rahmen der standardisierten Technik mit etwas anderem anfreunden und fanden den ART Auxiliary von Dr. Lackson Reeve (Firma Smile Dental). Die konfektionierte Feder wird in drei Größen für die Oberkieferfront und in drei Größen für die Unterkieferfront angeboten. Die Vertriebsfirma liefert dazu auch eine gute Beschreibung der theoretischen und praktischen Grundlagen. Die ART-Feder setzen wir auf .019 x .025 SS-Bogen bei der ersten Kontrolle sechs Wochen nach Beginn der Kl. II-Mechanik mit 5/16" 6 oz Moose Elastics (Firma Ormco). Zur Sicherheit gegen Lückenbildung wird die Front mit einer Drahtligatur verblockt (Abb. 21).

Wir möchten diesen Abschnitt schließen mit dem Hinweis, dass wir hin und wieder einen Segmentbogen auch als Initialbogen verwenden, um z. B. bei der Derotation und Nivellierung von Prämolaren eine unerwünschte Wirkung auf protrudierte Frontzähne zu vermeiden (Abb. 22).

3.5 Verankerung

Die Verankerung ist das wichtigste Thema seit den Anfängen der Kieferorthopädie. Verankerungskontrolle durch intraorale oder extraorale Apparaturen war und ist bis heute ein unentbehrlicher Teil jeder kieferorthopädischen Mechanik. Eine ausreichende Verankerung gegenüber den zu bewegenden Zähnen zu schaffen und auch zu kontrollieren, ist eine Grundregel der kieferorthopädischen Therapie, schrieb in seinem Lehrbuch W. Harzer. Lange Zeit dominierte in unserer Praxis neben verschiedenen Verankerungsmöglichkeiten die Anwendung des Headgear als extra-orale Verankerung. Dieses einfache und über lange Zeit für uns verlässliche Verankerungsgerät mit seinen vielen Einsatzmöglichkeiten erschreckte jedoch viele Patienten schon vor Beginn der Behandlung.

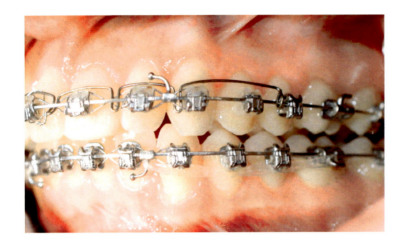

a.

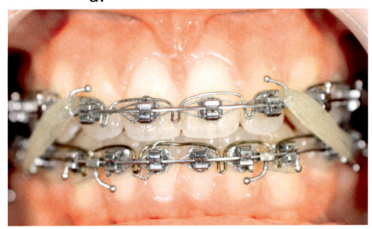

b.

Abb. 21 ART-Feder (Anterior Root Torque-Feder)

a. ART-Feder im Oberkiefer-Frontbereich
b. ART-Feder im OK-UK-Frontbereich bei Kl. II-Mechanik

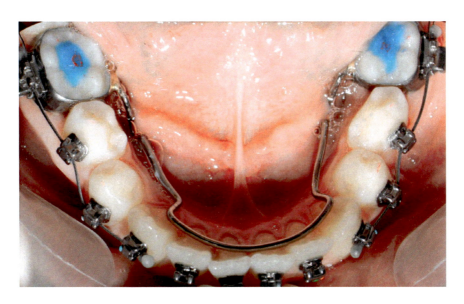

Abb. 22 Segmentbogen als Initial Bogen zur Derotation der Zähne 35,45

Die abnorme Kronenform bei Zahn 35, 45 wird rekonturiert durch Stripping

Seit 9 oder 10 Jahren, insbesondere seit Beginn der Anwendung der Damon Technik, verwenden wir in ca. 70 – 80 % der Fälle gar keine zusätzliche apparative Verankerung zur Multibracket-Apparatur. Wir nutzen in diesen Fällen lediglich nur eine minimale Verankerung. Wir können uns vorstellen, wie viele Kollegen auf diese Aussage reagieren werden. Während einer Fortbildung wurde der bekannte Verfechter der Damon Technik Alan Bagdan zu diesem Thema gefragt: „Wie kann das ohne Verankerung funktionieren?" Seine Antwort lautete: „Ich weiß es nicht, aber es funktioniert!" Wir versuchten für uns eine Erklärung zu finden, dass es tatsächlich funktioniert. Wir denken, die Formel für verankerungslose kieferorthopädische Behandlung heißt: Homeostasis – hier: Balance zwischen Low Force/Low Friction System als Behandlungstechnik und dem muskulären Gleichgewicht. Diese Balance ist die Voraussetzung für die physiologische Adaptation der Blutmikrozirkulation und des umgebenden Gewebes zur eingesetzten Kraft. Unter muskulärem Gleichgewicht verstehen wir in diesem Fall die gesunde intraorale Muskulatur (z. B. der Zunge mit physiologischem Schluckakt) im

Gleichgewicht mit der gesunden extraoralen Muskulatur (Wangen, Lippen). Befindet sich die Kraft der eingesetzten kieferorthopädischen Apparatur in ihrer Größe (wie beim Low Force System mit seinen minimalen Kräften, minimaler Friktion und Klemmen – H.P. Bantleon) in Balance mit dem muskulären Gleichgewicht, benötigt man keine zusätzliche Verankerung. In diesem Fall sind die desmodontale und kortikale Verankerung ausreichend. Ist diese Balance gestört wie z. B. bei der Lippendyskinesie mit schwachem Tonus des Musculus orbicularis oris, gibt es kein muskuläres Gleichgewicht. Häufig besteht dann eine bialveoläre Protrusion der Frontzähne. In diesem Fall sollte zur Retrusion der Frontzähne eine zusätzliche Verankerung eingegliedert werden.

Ein weiteres Beispiel zur Kraftgröße und Kraftrichtung ist die Distalisation der Molaren. Die Kraftgröße mit dem Minimum 150 cN wirkt mit ihrer Größe und Richtung auch auf die Frontzähne (actio = reactio). Diese Kraft der eingesetzten Distalisierungs-Apparatur befindet sich außer Balance mit dem muskulären Gleichgewicht und braucht Verankerung.
In ca. 70 bis 80 % unserer Behandlungsfälle setzen wir eine minimale Verankerung ein. Als minimale Verankerungen verwenden wir die Stabilisierung der aufgerichteten Zähne mittels einer Draht-Achterligatur zu einem Verankerungsblock (Abb. 23 a), das Miteinbeziehen des zweiten Molaren in die Apparatur, die Anwendung eines zusätzlichen Segmentbogens oder Tip-back-Teilbogens und die Verwendung stärkerer Kantbögen in Kombination mit der ART Torque-Feder. Als mittlere Verankerung nehmen wir ab und zu einen herausnehmbaren Transpalatinalbogen (Palatalbar – Firma Unitek), meist bei der Einordnung eines retinierten und verlagerten Zahnes. Äußerst selten kommt ein Lingualbogen zum Einsatz (Abb. 23 b, c).
Als maximale Verankerung verwenden wir in seltenen Fällen, meist bei einseitigem Lückenschluss, die in unserer Praxis entwickelte und erprobte skelettale Verankerung mittels einer Mikrotitanplatte MTP (Abb. 23 d). An dieser Stelle möchten wir kurz die Vorteile einer MTP-Verankerung erwähnen:
- MTP ist ein osseointegriertes statisch bestimmtes System (sichere Stabilität)
- MTP kann immer in allen interradikulären Bereichen des Ober- und Unterkiefers integriert werden
- MTP-Abutment kann immer im Bereich der festen Gingiva platziert werden

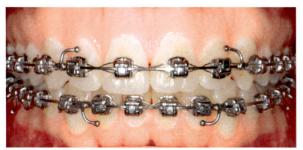
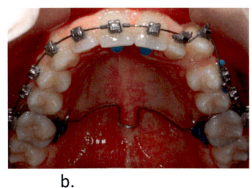
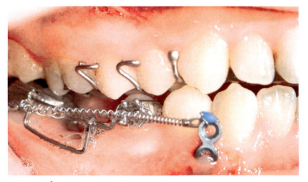

Abb. 23 Verankerung

a. Minimale Verankerung mit Stabilisierung der aufgerichteten Frontzähne mittels .010" Drahtachterligatur in einem Verankerungsblock | b. Mittlere Verankerung mit herausnehmbarem Transpalatinalbogen (Palatal-Bar) | c. Mittlere Verankerung mit fest zementiertem Lingualbogen bei aktiver Derotation der Zähne 35, 45 | d. Maximale skelettale Verankerung mittels Mikrotitanplatte zur Mesialisierung des Zahnes 47

3.6 Beseitigung transversaler Defizite

In diesem Aufsatz verbinden wir absichtlich das transversale Defizit mit dem Platzbedarf in der Zahnreihe. Die Berechnung des Platzbedarfs zur Therapieplanung sollte von individuell „normalen" Werten ausgehen. Das heißt, der Behandler muss sich vorstellen, wo die Frontzähne nach durchgeführter Nivellierung stehen sollten, wie breit wird der Zahnbogen nach Aufrichtung der seitlichen Zähne und wie viel Platz kann gewonnen werden nach der Erweiterung der apikalen Basis. Die Berechnung des Platzbedarfs vor der Behandlung auf Modellen mit Kompression des Zahnbogens, Zahnkippungen und Zahnfehlstellungen kann ohne Umdenken zur Irreführung in der gesamten Therapieplanung führen. Die berühmte Frage – Extraktion oder Non-Extraktion – ist jedem Behandler bekannt als Qual der Wahl. Bei gravierendem Platzdefizit (über 3,5 mm) haben wir früher viele Behandlungen mit Extraktion – meist der ersten Prämolaren – durchgeführt. Oft hatten wir trotz dental gutem Behandlungsergebnis am Ende der Behandlung ein schlechtes Gefühl im Hinblick auf die Gesichtsästhetik, die wir unabsichtlich verschlechtert hatten. Die Extraktion von vier Prämolaren führt zur nicht umkehrbaren Reduktion der Zahnreihe, zur Verkleinerung der Oberkieferbasis, der Mundhöhle und des Nasenraumes mit den Folgen der Reduktion in Bezug zu physiologischen Funktionen (z. B. Belüftung) und auch der Ästhetik des Gesichts durch Abflachung des Profils. Die Ausnutzung aller möglichen Platzreserven ist nach unserer Meinung für unseren Beruf zwingend, auch auf Kosten einiger Kompromisse, z. B. einer akzeptablen Protrusion der Frontzähne.

In den letzten 10 Jahren haben wir die Zahl der Extraktionsfälle gravierend reduziert. Die notwendigen Platzreserven für die Ausformung des Zahnbogens finden wir in der Expansion des Zahnbogens durch seine Nivellierung. Skelettale Defizite beseitigen wir durch Gaumennahterweiterung oder Distraktionsosteogenese. Bei größerem Platzdefizit (5 bis 6 mm) distalisieren wir die Molaren oder Prämolaren oder ziehen das Air Rotor Stripping nach J.J. Sheridan vor. Natürlich finden auch heute Extraktionen in der Behandlung unserer Patienten statt, aber nur mit sehr eingeschränkter Indikation, z. B. bei stark protrudierten Unterkiefer-Frontzähnen oder bei extraktionsbedürftigem Profil.

Als Platzbeschaffungsmaßnahme in der Nivellierungsphase verwenden wir am häufigsten eine Nickel-Titanium-Druckfeder (.010" x .036" – 115 g – Firma Smile Dental), aktiviert um eine Bracketbreite (Abb. 24).

Zur Beseitigung eines skelettalen transversalen Defizits setzen wir sehr oft eine bandgetragene Gaumennahterweiterungs-Apparatur ein. Das Hauptelement dieser Apparatur ist die Palatinal-Splitschraube Typ S (Firma Forestadent). Sie erlaubt eine Expansionsbreite bis 8 mm, also 4 mm Platzgewinn pro Seite (Abb. 25 b).

Selten, meist im frühen Wechselgebiss, verwenden wir eine kunststoffgetragene Apparatur mit der gleichen Schraube (Abb. 25 a). Wegen der gestörten Zahnpflege und zeitweise starken Irritationen im Bereich der Gaumenschleimhaut mögen wir diese Apparatur nicht.

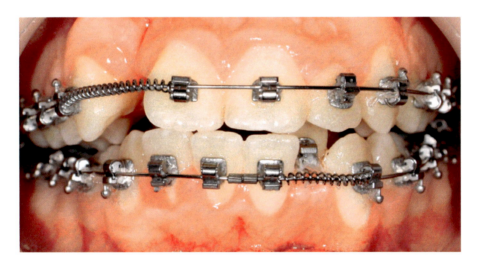

Abb. 24 Nickel-Titanium-Druckfeder als Mittel zur Lückenöffnung regio 12 bei LKG-Spalte rechts und regio 32 zur Einordnung des Zahnes 32

Auch die chirurgisch unterstützte Gaumennahterweiterung bei Erwachsenen führen wir mit einer bandgetragenen Apparatur durch. An dieser Stelle möchten wir auf das sehr gute Buch zu diesem Thema von Donald J. Timms „Forcierte Gaumennahterweiterung" hinweisen.

Bei erwachsenen Patienten mit parodontal geschädigtem Gebiss ziehen wir zur transversalen Erweiterung der apikalen Basis die Distraktionsosteogenese vor. Mit dieser chirurgisch eingesetzten Technik, die wir mit der Unterstützung der MKG Klinik MH Hannover (Direktor Prof. Dr. Dr. N. C. Gellrich) mehrmals durchgeführt haben, gewinnen wir den notwendigen Platz mit einem entsprechenden Distraktor (Abb. 26).
Die Vorteile dieser Vorgehensweise im Vergleich mit der Gaumennahterweiterungs-Apparatur sind deutlich: das parodontal geschädigte Gebiss wird nicht belastet und kann sofort nivelliert werden, der zweite Vorteil liegt in der Stabilität der gewonnenen Breite. Wir haben in unserer Praxis keine registrierbaren Rezidive beobachtet.

Etwas über Distalisation und Stripping

Mit der Distalisation der seitlichen Zähne gewinnen wir ca. 5 bis 6 mm. Dazu verwenden wir die aus unserer Sicht einfachste Apparatur. Das Hauptelement dieser Distalisierungs-Apparatur ist die Expansionsschraube, in unserer Praxis die gleiche Schraube, die wir auch für die GNE-Apparatur verwenden. Die Vorteile dieser Apparatur sind die einfache Herstellung und die einfache intraorale Befestigung (Abb. 27).
Auch die Aktivierung ist einfach – 1 x drehen = 0,2 mm – jeden dritten Tag –, dies macht der Patient selbst zu Hause. Ein weiterer wichtiger Vorteil dieser Apparatur ist die Distalisation der Molaren ohne Wurzelkippungen. Zu den Nachteilen gehört ein Verankerungsverlust von 1 bis 2 mm, vergleichbar mit nicht skelettal verankerten Pendulum-Apparaturen. Als weiteren Nachteil empfinden wir die relativ lange Distalisationszeit von 3 bis 4 Monaten. Die Beschreibung dieser Distalisationsart haben wir vor langer Zeit in clinical impressions (Ormco Corp) in Verbindung mit dem Namen Dr. Richard L. Ingraham aus Texas gelesen. Seit ca. 6 – 7 Jahren benutzen wir diese einfache und effektive Apparatur.
Air Rotor Stripping (ARS) nach Dr. Jack Sheridan ist unsere letzte Alternative zur Extraktion. Diese Technik haben wir bei Dr. Sheridan gelernt, was wir auch jedem empfehlen würden. Oder lesen Sie sein sehr gutes Buch „The Updatet Air Rotor Stripping Manual". Mit dem Stripping aller Zähne (machen wir sehr selten), gewinnen wir im Seitenzahnbereich ca. 4 bis 4,5 mm bei maximal 0,35 mm Stripping im Seitenzahnbereich und 0,2 mm im Frontbereich (J. Sheridan – 0,5 mm im Seitenzahnbereich).

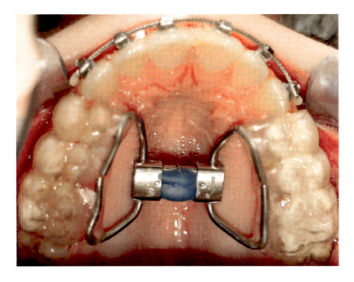

a.

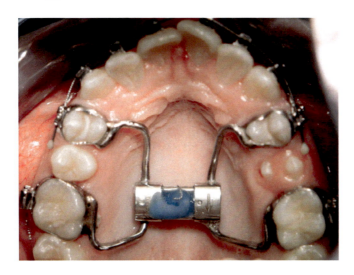

b.

Abb. 25 Gaumennahterweiterungs–Apparatur (GNE)

a. Geklebte Kunststoffbasis-getragene Apparatur | b. Zementierte Band-getragene Apparatur

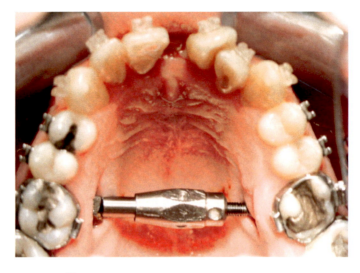

a

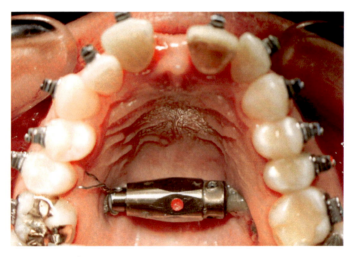

b

Abb. 26 Distraktionsosteogenese

a. Distraktor zur Erweiterung der skelettalen apikalen Basis im palatinalen Bereich regio 16 – 26
b. Palatinaler Distraktor mit größerem Expansionsvolumen

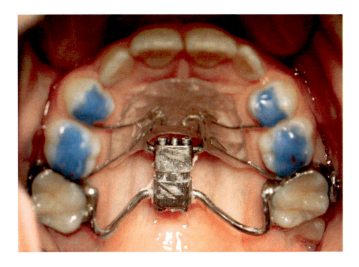

a.

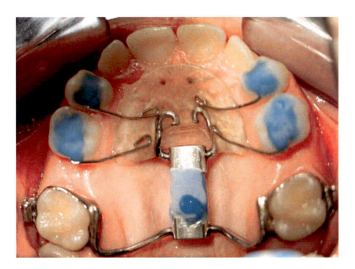

b.

Abb. 27   Distalisation der Molaren im Oberkiefer

a. Zustand nach Zementierung der Distalisierungs-Apparatur zur Distalisation der Zähne 16 und 26
b. Zustand nach Distalisation

An dieser Stelle möchten wir vor einer schnellen, zu forschen Vorgehensweise warnen. Es ist nicht genug, die eine oder andere Platzbeschaffungsmaßnahme durchführen zu wollen oder zu können. Die Frage ist: Dürfen wir das tun? Wie weit darf die transversale Erweiterung des Oberkiefers sein? Erlaubt uns dies die transversale Breite des Unterkiefers nach entsprechender Aufrichtung der seitlichen Zähne? Ob man die seitlichen Zähne distalisieren darf, ist abhängig von der Wachstumsrichtung und den anatomischen Verhältnissen. Und auch Stripping kann nur sehr begrenzt durchführbar sein, z. B. wegen einer Engstellung der Wurzeln der benachbarten Zähne. Schon bei der Therapie-Planung (Mechanik-Plan) sollten die genauen Möglichkeiten der Platzbeschaffungsmaßnahmen analysiert werden.

Zum Lücken-Management
Neben den Platzbeschaffungsmaßnahmen sind wir täglich mit Lückenbildungen während der Expansion der Zahnbögen konfrontiert und der darauf folgenden Führung der Zähne entlang des Bogens. Aus Gesprächen mit Kollegen wissen wir, dass manche direkt nach Einsetzen des ersten Nivellierungsbogens, die Frontzähne auch bei bestehenden Kippungen, Neigungen und Rotationen, mit Drahtligaturen verblocken und kleine Lücken im Seitenzahnbereich sofort mit elastischen Gummizügen zum vermeintlichen Lückenschluss versorgen. Diese Art der nicht durchdachten Behandlung ist der Grund für uns, hier den Lückenschluss in der standardisierten Kombinationstechnik in unserer Praxis zu beschreiben.

Mit dem Lückenschluss im Frontbereich beginnen wir nur nach der zweidimensionalen Ausrichtung der Frontzähne, d. h. nach vertikaler und horizontaler Nivellierung und Beseitigung bestehender Engstände, Rotationen und Kippungen.

Dies kann auch beim zweiten oder dritten Nivellierungsbogen sein, Voraussetzung für den Lückenschluss in der Front ist immer die erfüllte zweidimensionale Ausrichtung der Frontzähne, superelastische Bögen und eine leichte Führungskraft. Wir verwenden dazu elastische Fäden .020" Zing String oder .025" Zing O String (Firma TP Orthodontics), also eine sehr zarte Führungskraft. Der angelegte Faden sollte 6 bis 7 Wochen liegen bleiben, um dem supereleastischen Bogen die notwendige Zeit zum Aufrichten der zu bewegenden Wurzeln zu lassen (Abb. 28).

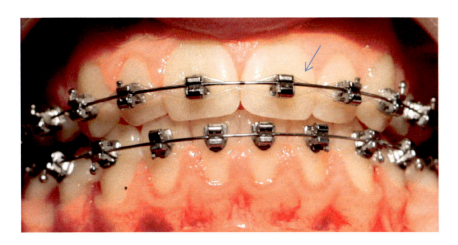

a.

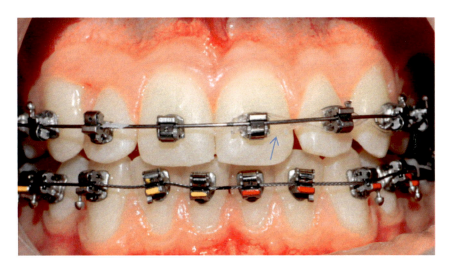

b.

Abb. 28   Lückenschluss im Front-Bereich mit elastischem Faden

a. Zustand nach Lückenschluss im Oberkieferfront-Bereich mit elastischen Faden in situ
b. Lückenschluss mit Mittellinien Korrektur nach links im Oberkieferfront-Bereich

Um bei Prämolaren-Extraktionen die Auflösung des Engstandes oder Retraktionen der Inzisivi durchzuführen, setzen wir zur Distalisation der Eckzähne schon beim zweiten Nivellierungsbogen den elastischen Faden (sehr zarte Kraft) oder Lacebacks aus .009" Drahtligaturen ein. Dabei ist für uns eine strenge Regel zu beachten: der Eckzahn wird nur so weit bewegt wie das für die achsengerechte Einstellung der Inzisivi notwendig ist und nicht weiter. Die Lücken im Seitenzahnbereich überlassen wir – auch nach Extraktionen – in der Nivellierungsphase dem sog. Driftodontic-Effekt, also der spontanen Bewegung der Zähne nach mesial. Nur nach Abschluss der vollständigen dreidimensionalen Nivellierung der Zahnbögen führen wir bei .019 x .025 Stahlbogen den aktiven Lückenschluss mit elastischen Gummizügen oder mit Zugfedern durch, unter strenger Beachtung der notwendigen Verankerung (Abb. 29). Dies kann man gut nachlesen bei z. B. bei J. C. Bennett/R. P. McLaughlin oder sehr demonstrativ mit Bildern dargestellt im Buch von D. Damon und M. A. Bagdan: Damon-System. The Workbook.

3.7 Beseitigung sagittaler Diskrepanzen

Die Behandlung der Kl. II-Malokklusion im Rahmen der Multibandbehandlung mit standardisierter Multibracket-Kombinationstechnik beinhaltet, wie auch bei jeder anderen kieferorthopädischen Technik, die Reduzierung der sagittalen Stufe durch die Vorverlagerung des Unterkiefers. In unserer Praxis wird diese Aufgabe sowohl mit herausnehmbaren wie auch festsitzenden Apparaturen durchgeführt. Die Kombinationstechnik zur Reduzierung der sagittalen Stufe beinhaltet folgende Regeln:

1. Bebänderung der Ober- und Unterkiefer-Frontzähne mit Torquewerten für die Kl. II-Mechanik (siehe Kap. Individuelle Bracketpositionierung)
2. Beginn der Unterkiefer-Vorverlagerung nur nach Beseitigung des transversalen Defizits, zumindest im Oberkiefer
3. Das Kriterium zur Wahl der Technik – herausnehmbare/festsitzende Apparatur oder Kl. II-Mechanik mit Gummizügen ist:
    a) sagittale Stufe bis 3,5 mm (halbe Prämolarenbreite) – Gummizüge
    b) sagittale Stufe größer 3,5 mm – herausnehmbare oder festsitzende Apparatur

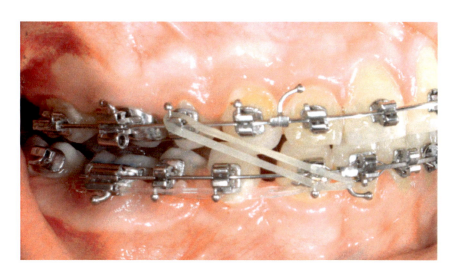

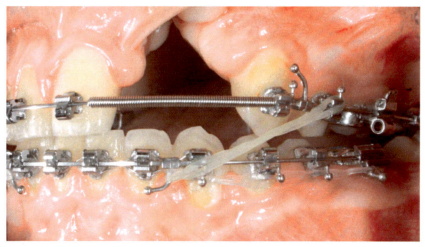

Abb. 29 Lückenschluss im Seitenbereich (regio 43,44) mittels Dual Geometry Speed Bogen mit Alastic–Ketten bei Patient mit LKG–Spalte links und Aplasie von 14, 22, 24

Herausnehmbare Apparaturen:

Die beste herausnehmbare Apparatur ist die Apparatur, die 24 Stunden im Mund getragen wird. Früher verwendeten wir in unserer Praxis verschiedene herausnehmbare Geräte – Aktivatoren, Bionatoren, Vorschubdoppelplatten usw. Alle diese Geräte haben ihre Vorteile, aber auch einen wesentlichen Nachteil: Sie werden und können von dem Patienten nicht 24 Stunden getragen werden. Seit ca. 10 Jahren dominiert in unserer Praxis der Twinblock nach William J. Clark, ein ausgezeichnetes funktionskieferorthopädisches Gerät mit mehreren Vorteilen:

1. Einfache Herstellung im Praxislabor ohne aufwendige Kosten, keine speziellen Schrauben oder Hilfsteile.
2. Das Gerät kann sowohl im Rahmen der Behandlungen mit herausnehmbaren Apparaturen als auch in Kombination mit Multibandapparaturen eingesetzt werden.
3. Der Hauptvorteil des Twinblocks ist jedoch, dass das Gerät meistens 24 Stunden von den Patienten toleriert wird, sogar während des Essens (Abb. 30).

Das Buch von William J. Clark „Die Funktionelle Therapie mit dem Twinblock" ist außerordentlich hilfreich.

Die nächste Frage – wann herausnehmbare und wann festsitzende Apparatur – wird beantwortet in Abhängigkeit von mehreren Aspekten, auch wirtschaftlichen. Das Haupt-Argument gegen das Einsetzen eines Twinblocks oder anderer herausnehmbarer Geräte ist die geforderte notwendige Toleranz eines Fremdkörpers im Mund und die Abhängigkeit von der Mitarbeit des Patienten (Compliance) sowie die Abhängigkeit von Wachstum (pubertäres Alter). Gegen das Einsetzen von festsitzenden Geräten spricht nur der Kostenfaktor als wirtschaftliches Argument. Ohne Berücksichtigung des Wirtschaftlichkeitsfaktors würden wir gerne jeden Patienten im Rahmen der Kl. II-Multibandbehandlung nur mit festsitzenden Geräten behandeln.

Festsitzende Geräte:

Bei der Wahl eines festsitzenden Gerätes haben wir uns auf nur zwei Modifikationen der Herbstapparatur festgelegt: die original gegossene Herbstapparatur nach Prof. H. Pancherz und den Cantilever Bite Jumper (CBJ) (Firma Ormco).

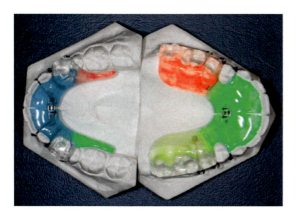
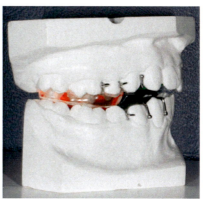
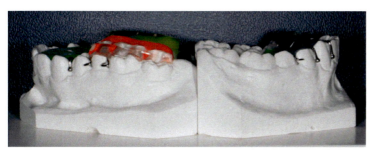

a.

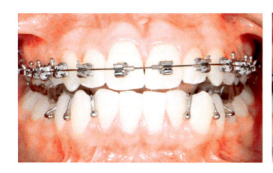
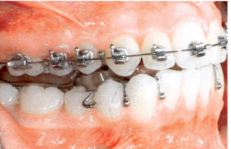

b.

Abb. 30   Twinblock

a. Twinblock nach Herstellung im Praxislabor auf Modellen | b. Twinblock in situ

Die Beschränkung auf diese beiden Unterkieferprotrusionsgeräte aus einer größeren Anzahl auf dem Markt angebotener Apparaturen wie Jasper Jumper, Flex Developer, Sabbagh Universal Spring etc. wurde von uns aus drei Gründen getroffen: Erstens – einfach in der Anwendung, zweitens – Sicherheit während der Behandlung (so wenig wie möglich Reparaturen), drittens – therapeutische Effektivität mit möglichst wenigen Komplikationen, insbesondere gute Verankerung, ohne große Auswirkungen auf die Unterkiefer-Frontzähne. Wir möchten betonen, dass diese Auswahl mit diesen Prioritäten subjektiv ist, nur nach unserem Empfinden und ohne wissenschaftliche Vergleichsstudie. Natürlich haben wir auch versucht, mit dem Flex Developer oder der Sabbagh-Apparatur zu arbeiten, kamen aber damit nicht so gut zurecht, was aber keinesfalls an diesen Apparaturen lag und nicht auf irgendwelche negative Eigenschaften hinweisen soll.

Nun zu unseren Erfahrungen mit den Apparaturen, die wir seit ca.10 Jahren anwenden.

Gegossene Herbstapparatur
Hauptindikation für dieses Gerät ist in unserer Praxis die Reduzierung der sagittalen Stufe durch Vorverlagerung des Unterkiefers bei erwachsenen Patienten (Abb. 31).

Die praktischen und klinischen Vorteile dieses Gerätes sind die sehr gute Verankerung und die therapeutische Effektivität. Aber es gibt auch Nachteile. Wir können das Gerät nicht in unserem kieferorthopädischen Praxislabor herstellen lassen. Zwischen der Abdrucknahme in unserer Praxis und der Herstellung im Fremdlabor ist eine lange Wartezeit programmiert, unsere Erfahrung liegt bei ca. 2 Wochen. Auch die Herstellungskosten sind relativ hoch. Innerhalb der zweiwöchigen Wartezeit kann es passieren, dass das angefertigte Gerät – wahrscheinlich wegen der in situ befindlichen Multibandapparatur – eine Differenz zwischen aktuellem Gebiss und angefertigter Apparatur aufweist mit der Folge der Unzufriedenheit des Patienten und entsprechenden Reklamationen. Der gravierendste Nachteil des Gerätes kann während der Behandlung auftreten – die Lockerung der zementierten Teile der Apparatur. Dies passiert meist bei Patienten mit kleinen Zähnen. Wir haben leider schon vier- oder fünfmalige Rezementierungen des Gerätes erlebt, was man nicht als Vorteil bezeichnen kann.

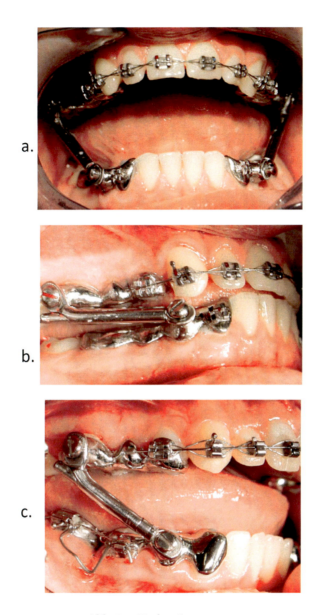

Abb. 31 Herbst-Apparatur

a. Gegossene Herbst-Apparatur in situ frontal | b. Herbst-Apparatur in situ seitlich | c. Herbst-Apparatur in situ mit gleichzeitiger Aufrichtung des Zahnes 47 mit einer Tip back Aufrichtefeder

Cantilever Bite Jumper
Die Indikation für dieses Gerät in unserer Praxis ist die Vorverlagerung des Unterkiefers bei jugendlichen Patienten. Die Vorteile dieses Gerätes sind die Herstellung im eigenen Praxislabor aus konfektionierten Teilen (Firma Ormco), die kurze Herstellungszeit (ein paar Stunden), die Wirtschaftlichkeit (die Herstellungskosten sind überschaubar), leicht einzusetzen und leicht zu entfernen, die Stabilität während der Behandlung und seltene Reparaturen. Die therapeutische Effektivität ist vergleichbar mit der gegossenen Herbstapparatur (Abb. 32).

Nachteilig ist die „Zärtlichkeit" der Verankerung, was bei der Behandlung erwachsener Patienten mit Vorsicht zu genießen ist. Als weiteren Nachteil konnten wir bei manchen Patienten Wangen-Schleimhaut-Hyperplasien an der vorderen Teleskopscharnier-Befestigungsschraube beobachten. Mit der Kürzung der weit abstehenden Befestigungszylinder um ca. 1 mm konnten wir meist dieses Problem beseitigen. Auch zu diesem Thema stehen interessierten Kollegen sehr viel Literatur und Fortbildungen zur Verfügung. Wir konnten an einer sehr interessanten Fortbildung bei Prof. Pancherz teilnehmen, auch die sehr fundierten Arbeiten von Frau Prof. S. Ruf lohnen sich zu lesen. Ein gutes praktisches Buch von Uta und Franz Richter „Die Behandlung der Angle Kl. II mit dem gelöteten Herbstscharnier" ist jedem Anfänger zu empfehlen.

Die Kl. II-Mechanik mit Gummizügen
Wie schon beschrieben, wenden wir bei einer sagittalen Stufe bis zu einer halben Prämolarenbreite (3,5 mm) im Rahmen der Multibandbehandlung die Klasse II-Mechanik mit Gummizügen an. Wir sind sehr konservativ und sind gegen eine frühzeitige Anwendung dieser Technik im Hinblick auf die Verankerung des gesamten Zahnbogens und insbesondere in Bezug auf die Oberkiefer- und Unterkiefer-Frontzähne. Wenn uns manche Kollegen erklären, dass sie schon beim ersten Nivellierungsbogen Gummizüge 5/16" 6 oz (fast 180 g) mit der Strecke von den unteren Molaren bis zu den oberen Eckzähnen einsetzen , ohne Rücksicht auf Kippungen, Spee-Kurve, offene oder tiefe Wachstumsrichtung und natürlich fehlende Verankerung, dann können und wollen wir das nicht glauben. Bei einer Fortbildung empfahl ein namhafter Referent die frühzeitige Anwendung von leichten Gummizügen ¼" oder 5/16" 2,5 oz (ca. 60 g) mit einer kurzen Strecke seitlich beim tiefen Biss und im Frontbereich beim offenen Biss.

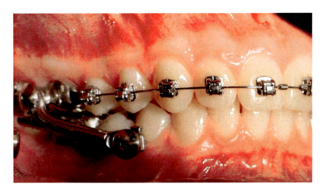

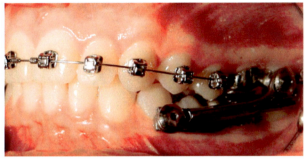

a.

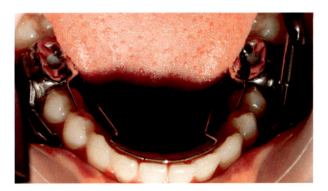

b.

Abb. 32 Cantilever Bite Jumper (CBJ-Herbst-Apparatur)

a. CBJ-Apparatur in situ | b. CBJ-Apparatur Verankerung im Unterkiefer

Trotz unseres Respekts für diesen erfahrenen Kieferorthopäden folgen wir dieser Empfehlung nicht, mit einer einzigen Ausnahme: Behandlung der sagittalen Stufe bei Kl. III-Malokklusionen. In unserer Praxis beginnen wir mit der Kl. II-Mechanik mittels Gummizügen nur beim .019 x.025 SS Bogen oder bei Verwendung des Speed-Systems beim .020 x .025 SS Speed-Bogen. Zur zusätzlichen Verankerung setzen wir Lacebacks, insbesondere im Unterkiefer und obligatorisch die ART-Federn (Anteriore Wurzeltorque-Feder Firma Smile Dental) im Ober- und Unterkiefer ein. Natürlich unterscheiden wir die Kl. II-Mechanik mit langer Strecke beim tiefen Biss und die kurze anteriore Strecke beim offenen Biss. Dabei haben wir gute Erfahrungen mit Gummizügen der Stärke 5/16" 5 oz (Firma Smile Dental) oder 5/16" 6 oz Moose Elastics (Firma Ormco) (Abb. 33).

Die Behandlung der Kl. III-Malokklusionen im Rahmen der Multibandbehandlung beinhaltet auch die kompensatorische dentoalveoläre Reduzierung der sagittalen Stufe mit Gummizügen (Kl. III-Mechanik). Der vor Beginn der Behandlung ausgewählte variable Torque, die individuelle Positionierung der Brackets, die Behandlung transversaler Diskrepanzen, die therapeutischen Maßnahmen zur dento-alveolären Kompensation oder Dekompensation und vor allem die exakte Diagnostik und Therapieplanung mit der Entscheidung – Ja zur kieferorthopädischen Behandlung mit oder ohne kieferchirurgische Intervention – ist eine komplexe Herausforderung für jeden Kieferorthopäden. Die Kl. III-Mechanik mit Gummizügen ist nur ein kleiner Teil davon. Wir verwenden dabei leichte ¼" oder 5/16" 2,5 oz anteriore Elastics (Firma Smile Dental), nach der Beseitigung transversaler Diskrepanzen im Oberkiefer schon in der ersten Phase der Nivellierung des Unterkiefer-Zahnbogens, natürlich mit Unterstützung einer Disokklusion mit frontalen oder seitlichen Aufbissen.

Die Verwendung der Gummizüge kann in ihrer Kraft, Größe und Wirkungsrichtung während der gesamten Behandlung bis zur Feineinstellung der Okklusion variieren (Abb. 34).

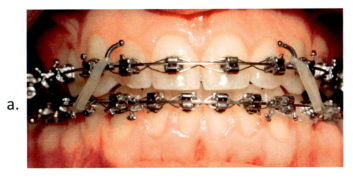

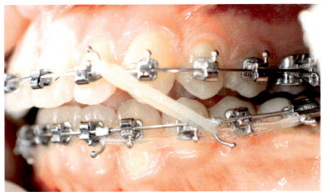

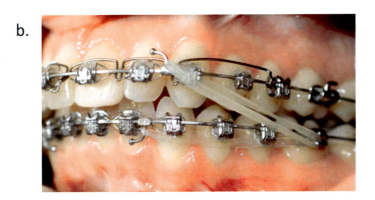

Abb. 33 Kl.-II-Mechanik mit Gummizügen

a. Kl. II-Mechanik beim offenen Biss mit kurzen Gummizügen
b. Kl. II-Mechanik beim tiefen Biss mit langen Gummizügen

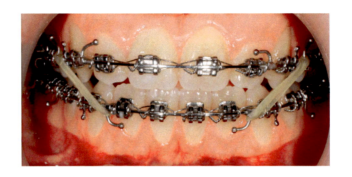

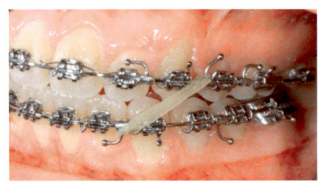

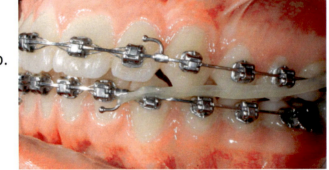

Abb. 34 Kl.-III-Mechanik mit Gummizügen

a. Kl. III-Mechanik mit kurzen Gummizügen beim offenen Biss
b. Kl.-III-Mechanik mit langen Gummizügen beim tiefen Biss

3.8 Beseitigung vertikaler Diskrepanzen

Wir berichten hier nur über kieferorthopädische Behandlungen ohne Umstellungs-Osteotomien, d. h., die Behandlungsfälle, die sich nach den diagnostischen Unterlagen nach Prof. A. Hasund in der sog. „Therapeutischen Insel" befinden.
Die aktiven Korrekturen vertikaler Diskrepanzen beginnen bei uns nach der Beseitigung der sagittalen Stufe. Wir betonen „aktive" Korrekturen, da die Behandlung aller Diskrepanzen oder Abweichungen von der sog. „Norm" bereits mit der individuellen Bracket-Positionierung mit variablem Torque und der entsprechenden Disokklusion in Form von frontalen oder seitlichen Aufbissen beginnt. Wir versuchen nachfolgend schematisch darzustellen, welche therapeutischen Elemente wir bei der Behandlung des tiefen oder offenen Bisses beachten.

Tiefer Biss:
- Individuelle Bracketpositionierung beim tiefen Biss
- Einbeziehung der zweiten Molaren im Ober- und Unterkiefer in den Bogen
- Frontale Aufbisse
- Verwendung von Tip-back-Mechanik mit Hebel-Federn zusätzlich zum geraden Bogen während der Nivellierung des Unterkieferbogens (sehr effektiv)
- Anwendung der Kl. II- oder Kl. III-Mechanik mit langen Gummizügen (Strecke vom unteren ersten Molaren zur Oberkieferfront und umgekehrt bei bestehenden sagittalen Rest-Diskrepanzen)
- Feineinstellung der Okklusion (Settling oder „Sich-setzen-lassen-Phase") mit vertikalen Gummizügen durch Bewegung der unteren seitlichen Zähne zum Oberkiefer-Zahnbogen

Offener Biss:
- Individuelle Bracket-Positionierung beim offenen Biss
- Nichteinbeziehung der zweiten Unterkiefer-Molaren in den Bogen
- Seitliche Aufbisse
- Ständige Kontrolle der zweiten Molaren (keine Elongation!) während der Nivellierung der Ober- und Unterkiefer-Zahnbögen

- Anwendung der Kl. II- oder Kl. III-Mechanik mit kurzen Gummizügen (Strecke vom ersten unteren Prämolaren zur Oberkieferfront und umgekehrt), oft mit Unterstützung durch anteriore Trapez-Elastics, bei bestehenden sagittalen Rest-Diskrepanzen
- Feineinstellung der Okklusion (Settling) mit vertikalen Gummizügen durch Bewegung der oberen seitlichen Zähne zum Unterkiefer-Zahnbogen (Abb. 35).

Zur Elastics-Anwendung können wir das Buch von D. Damon und A. Bagdan mit dem Titel „Damon-System" – The Workbook und zum Thema „Finishing" die Publikationen von J.C. Bennett und R.P. McLaughlin sowie von B. Zachrisson empfehlen.

3.9 Zahnbewegung und Verankerungskontrolle

In der Zeit von der Eingliederung einer festsitzenden Apparatur bis zu ihrer Entfernung bekommen unsere Patienten im Abstand von 5 bis 6 Wochen Kontroll-Termine. Alan Bagdan bezeichnet diese Termine als „Komfort-Termine". In der Tat brauchen unsere Patienten mit Multibracket-Apparaturen regelmäßigen kieferorthopädischen Service. Bei diesen Terminen werden die Brackets, vor allem die sog. „selbstligierenden" Brackets, gereinigt, insbesondere werden die Slots und ihr Schließmechanismus von Speiseresten befreit. Die Bögen der Segmentbögen werden herausgenommen, gewaschen und nach Überprüfung ihrer ursprünglichen Form, der Aktivität und der Position der Stopps, wieder in die Brackets einligiert. Ganz besonders sollten Stahlbögen überprüft werden in Bezug auf ihre Kontinuität und die ursprünglich angebrachten Biegungen ohne Deformationen. Alle Alastikketten oder elastischen Fäden müssen dabei gewechselt werden. Auch sollten alle Federn und ihre Aktivität kontrolliert werden. Bei diesem Termin ist es uns besonders wichtig, die geplante kieferorthopädische Bewegung jedes einzelnen Zahnes zu kontrollieren und zu überprüfen.

Unerwünschte Kippungen, Rotationen, Überkorrekturen und Störungen der dreidimensionalen Bewegung werden so rechtzeitig registriert.

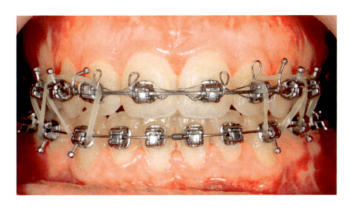

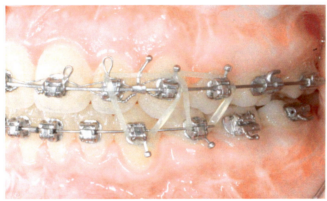

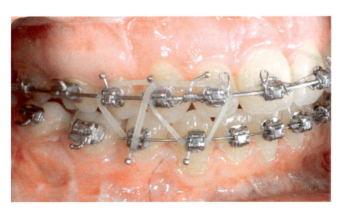

Abb. 35　Vertikale Gummizüge (Settling) OK Bogen .019x.025 TMA -
UK Segmentbogen .016 SE von 34 bis 44 – Settling Unterkiefer zum Oberkiefer

Spätestens vor dem Einsetzen des zweiten Kantbogens (.016 x .025 oder .018 x .025) führen wir die Zwischen-Untersuchung durch (Modelle, OPG, FRS, Fotos). Nach Auswertung der röntgenologischen Befunde (achsengerechte Zahnstellungs-Kontrolle) werden nicht korrekt positionierte Brackets repositioniert.

Fehler bei der Positionierung von Brackets zu machen ist nicht schlimm, schlecht ist es, diese Fehler nicht zu sehen und die notwendige Repositionierung der Brackets zu ignorieren. Auch die Verankerung, anatomische (desmodontale, kortikale) oder apparative (intraorale, extraorale) Verankerung, muss im Hinblick auf ihre Effektivität besonders beachtet werden. Die gewünschte kontrollierte Zahnbewegung unter Erhaltung der notwendigen Verankerung ist die Grundlage zum erfolgreichen und zeitlich gesehen optimalen Ablauf der Behandlung. An dieser Stelle soll die Bedeutung und Wichtigkeit des konstruierten Zielbisses während der Kontrolle erwähnt werden. Führt der Patient den Unterkiefer in den Zielbiss (Kl. I-Relation im Eckzahnbereich), wird die Gebissfehlentwicklung von ihren skelettalen Abweichungen weitgehend „entkleidet" und die noch verbliebenen dentalen Aufgaben werden ablesbar.

3.10 Retention

Wie sichern wir das Behandlungsergebnis? Wir werden hier nicht über Retention, Retentionsdauer, Retentionskontrolle und so weiter im Allgemeinen schreiben. Dazu gibt es auch ausreichend Literatur. Empfehlen können wir die kurze und klare Beschreibung von Prof. W. Weise im Buch „Kieferorthopädische Kombinations-Therapie" oder wer etwas Ausführliches zu diesem Thema lesen möchte, sollte die Publikationen von Prof. B. Kahl-Nieke in der „Praxis der Zahnheilkunde" studieren. In unserer Praxis verwenden wir in 80 bis 90 % der Fälle geklebte Retainer im Oberkiefer und Unterkiefer (Abb. 36), meist in Kombination mit nächtlichem Tragen herausnehmbarer Platten. Für den Fall, dass das Kleben eines Oberkiefer-Retainers nicht möglich oder nicht gewünscht wird, verwenden wir den herausnehmbaren Essix-Retainer nach J. Sheridan. In 10 bis 15 % der Fälle setzen wir nur herausnehmbare Ober- und Unterkiefer-Platten ein. Ca. 5 % der Patienten versorgen wir nach Anfertigung eines schädelbezüglich orientierten Set-up-Modells mit einem Positioner.

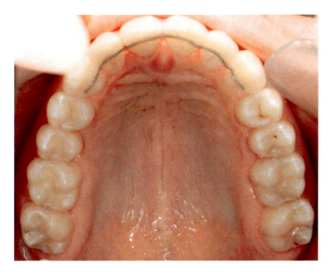

a.

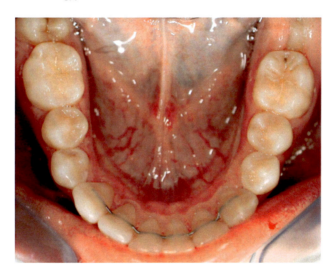

b.

Abb. 36   Festsitzende (geklebte) Retainer aus flexiblem verseiltem Draht

Die Verluste von geklebten Retainern werden oft unter Praktikern diskutiert, man spricht über unterschiedliche Materialien, die Befestigungsart und über unterschiedliches praktisches Vorgehen beim Anbringen dieser Retainer. Auch unter den kieferorthopädischen Lehrern wird die Vorgehensweise immer wieder kontrovers diskutiert. Wir verwenden in 95 % der Fälle als Material zur Herstellung der geklebten Retainer .0175 flexiblen verseilten Draht (Respond archwires Firma Ormco), bei Patienten mit einer Nickel-Allergie wählen wir Ortho-Flex Tech (Firma Smile Dental). Als Versiegelungsmittel benutzen wir Assure Sealant 6 cc (Firma Smile Dental) und als Klebematerial lichthärtendes Composit Kanisit (Firma Kaniedenta).

In den letzten 10 Jahren haben wir die besten Erfahrungen im Sinne einer Langzeit-Retention ohne Reparaturen mit diesem Composite erhalten.

Vor der Entbänderung nehmen wir OK- und UK-Abdrücke zur Herstellung der Retainer im Labor. Aufgabe des Behandlers ist das Aufzeichnen der genauen Position des Drahtes auf dem Modell unter Berücksichtigung der Okklusionsverhältnisse und dem Verlauf des Gingivalrandes. Die Kontaktpunkte der unteren Inzisivi sollten mindestens 2 mm von den Klebestellen der oberen Frontzähne entfernt liegen.

Die Aufgabe des Zahntechnikers ist die Herstellung präzise gebogener Drahtretainer mit entsprechend dem Zahnkronenrelief und der angezeichneten Platzierungslinie verlaufenden passiven Kontakten zu jedem Zahn.

Für den Unterkiefer fertigen wir fast immer 6-Punkt-Retainer (6 Frontzähne) an, und im Oberkiefer variieren wir zwischen 4- oder 6-Punkt-Retainern in Abhängigkeit von der Okklusion und dem ursprünglichen Stand der Eckzähne (Rotation).

Nach Entfernen der festsitzenden Apparatur und Zahnreinigung werden zum Kleben der Drahtretainer folgende Schritte beachtet:
- kurze Bearbeitung der lingualen Fläche der Frontzähne mit dem Pulver-Wasser-Strahlgerät (Air polishing)
- Spülung der Mundhöhle und Trockenlegung der zum Bekleben vorbereiteten Zähne

- Schmelzkonditionierung mit 30 %iger Phosphorsäure mit einer Applikationszeit von 30 Sekunden bis maximal 1 Minute
- Der vorgefertigte Retainer wird nach Reinigung mit H2O2 und Alkohol mit Hilfe von 3 Fäden Zahnseide platziert
- Die Lage und Passivität des Drahtes wird vom Behandler geprüft
- Bearbeitung der konditionierten Zahnflächen mit zwei Schichten Assure
- Befestigung des Retainerdrahtes an 2 oder 4 Punkten (Eckzähne und evtl. Inzisivi) mit Composit
- Entfernung der Fäden
- Modellierung gleichmäßiger, abgerundeter und glatter Klebestellen an jedem Zahn (Abb. 37 a und 37 b, c, d).

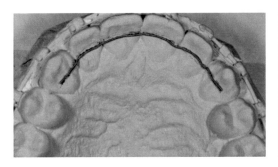 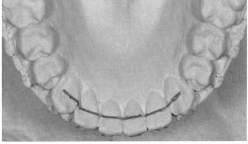

a.

Abb. 37 a – d   Technik zum Applizieren und Befestigen der Lingualretainer

    a. OK-UK-Retainer auf Modellen

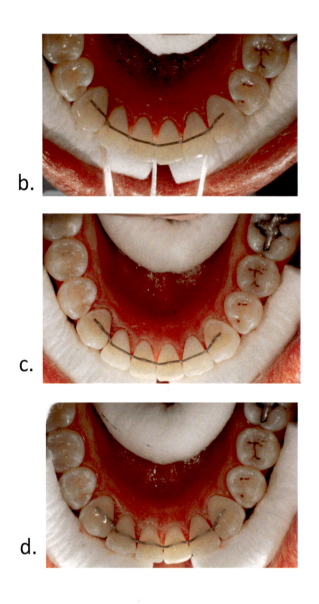

Abb. 37 b – d Technik zum Applizieren und Befestigen der Lingualretainer

b. Mit 3 Fäden passiv angebrachter Retainer in situ
c. Retainer nach Befestigung an 2 Punkten auf Eckzähnen und Entfernung der Fäden
d. Retainer nach vollständiger Befestigung in situ

4. Etwas über die Behandlung mit herausnehmbaren Apparaturen

Wenn man heute über Behandlungen mit herausnehmbaren Apparaturen in der Kieferorthopädie spricht, empfinden manche, vor allem jüngere Kollegen, dies als etwas Anachronistisches, Altmodisches oder Rückständiges. Ein junger Kollege sagte uns vor einiger Zeit: „Platten, Aktivatoren, Bionatoren, das ist alles veraltet, vergangen und sollte vergessen werden." In unserer Landpraxis werden etwa 40 Prozent der Behandlungen mit herausnehmbaren Apparaturen, teilweise in Kombination mit einer Multibracket-Apparatur, durchgeführt. Ohne Übertreibung kann man sagen, dass die Behandlungen mit herausnehmbaren Apparaturen eine tragende Säule in unserer kieferorthopädischen Tätigkeit sind, genau so wichtig wie auch die Behandlungen mit festsitzenden Apparaturen, sowohl im therapeutischen wie auch im wirtschaftlichen Sinn.

Nicht jeder mag die Behandlung mit herausnehmbaren Apparaturen. Man muss diese Technik gut beherrschen und vor allem die notwendige Geduld aufbringen. Nach langer Erfahrung und mit entsprechender manueller Geschicklichkeit bei der Anwendung von herausnehmbaren Geräten kann man sich über die fast körperliche Bewegung mancher Zähne und über das Endresultat bei so behandelten Patienten nur wundern.
Die Indikation zur Behandlung mit herausnehmbaren aktiven Platten ist für uns die zweidimensionale (sagittale und transversale), kleine kippende Bewegung der Zähne. Die Indikation zur Behandlung mit Multibracket-Apparaturen ist die dreidimensionale, umfangreiche körperliche Bewegung der Zähne.

Mit herausnehmbaren Apparaturen, insbesondere mit aktiven Platten und funktionskieferorthopädischen Geräten, werden bei uns folgende Fälle behandelt: alle Frühbehandlungen und die sog. „Frühen" Behandlungen (viele Patienten mit Lippen-Kiefer-Gaumenspalten oder Down-Syndrom), in seltenen Fällen mit Unterstützung durch eine 2-4-Multibracket-Apparatur, außerdem viele Patienten mit Kl. I-, Kl. II- oder Kl. III-Malokklusionen (ohne gravierende dentoalveoläre Abweichungen). Weiterhin wurden von uns herausnehmbare Geräte im Rahmen der Funktionskieferorthopädie, der myofunktionellen Therapie, bei kleineren ästhetischen Korrekturen, Behandlungen von Patienten mit Schlafapnoe-Hypopnoe-Syndrom eingesetzt und nicht zu vergessen die

Retentionsgeräte. In Abhängigkeit von der Funktion kommen in unserer Praxis unterschiedlich konstruierte herausnehmbare Geräte zum Einsatz: aktive Platten, Aufbissplatten, Vorschub-Doppelplatten, Aktivatoren, Bionatoren, Twinblocks, myofunktionelle Geräte, Platten nach Castillo Morales, Schienen und gnathologische Positioner.

Die Möglichkeiten und Grenzen der Behandlung mit herausnehmbaren Apparaturen sind in der Monographie von W. Weise „Kieferorthopädische Kombinationsthereapie" zu finden und für jeden Interessierten lesenswert.

IV. FALLBEISPIELE

Bei der Beschreibung der nachfolgenden Falldarstellungen gliedern wir aus didaktischen Gründen diagnostische Besonderheiten dreidimensional. Auch die Therapie wird in diesem Aufsatz in dreidimensionaler therapeutischer Reihenfolge dargestellt.

Zur Illustration der oben beschriebenen standardisierten Multibracket-Kombinationstechnik würden wir natürlich gerne scharfe, farblich ausgezeichnete und unbeschreiblich gut fotografisch dargestellte Bilder von spektakulär behandelten Patienten präsentieren. Wir möchten uns schon jetzt für die Qualität unserer Fotos und für die gewöhnlichen kieferorthopädischen Problemfälle, wie wir sie jeden Tag während der letzten zwanzig Jahre behandelten, entschuldigen. Dies ist nichts Spektakuläres, und auch die Qualität der Bilder hätten wir uns besser gewünscht. Zu unserer Entlastung muss gesagt werden, dass wir bei unserer täglichen Arbeit nicht über irgendwelche zukünftigen Publikationen nachgedacht haben. Wenn wir aber etwas mehr, als im Rahmen der Wirtschaftlichkeit gefordert, fotografiert haben, dann ist dies nur mit unserer Neugier zu begründen.
Die vorgelegten Bilder wurden von uns nach zwei Prinzipien ausgewählt:

vor der Behandlung / nach der Behandlung

Fall 1: Kl. I – Patientin E. E., 13.0 Jahre (Abb. 38)

Diagnostische Besonderheiten:	Orofaciale Dyskinesie – Zungenfehlfunktion
Dentoalveoläre Situation:	Bialveoläre lückige Protrusion der Fronten, Diastema
Transversale Relation:	Moderates Defizit in beiden Kiefern
Sagittale Relation:	Neutral
Vertikale Relation:	Neutral
Profil:	Nonextraktion

Therapie:
Vorbehandlung mit orofacialem Muskelfunktions-Training. Diastema – Operation.
Behandlung mit Multibracket-Apparatur – Damon System

Disokklusion:	Seitlich durch Unterkiefer-Aufbissschiene
Verankerung:	Stabilisierung der beiden Fronten mit Draht-Ligaturen nach optimaler Einstellung der Frontzähne
Transversale und dentoalveoläre Aufgaben:	Nachentwickeln und Ausformen des Ober- und Unterkieferzahnbogens. Schließen der Lücken und Retrudieren der beiden Fronten durch Low Force Kombinationstechnik
Sagittale Aufgaben:	Einstellung in die Neutralverzahnung mit einseitigen Gummizügen (Kl. II-Mechanik rechts)
Vertikale Aufgaben:	Feineinstellung der Okklusion mit vertikalen Gummizügen (Settling: Unterkiefer zum Oberkiefer)
Retention:	Ober- und Unterkieferfront Kleberetainer, zusätzlich nächtliches Tragen von Ober- und Unterkiefer-Retentionsplatten

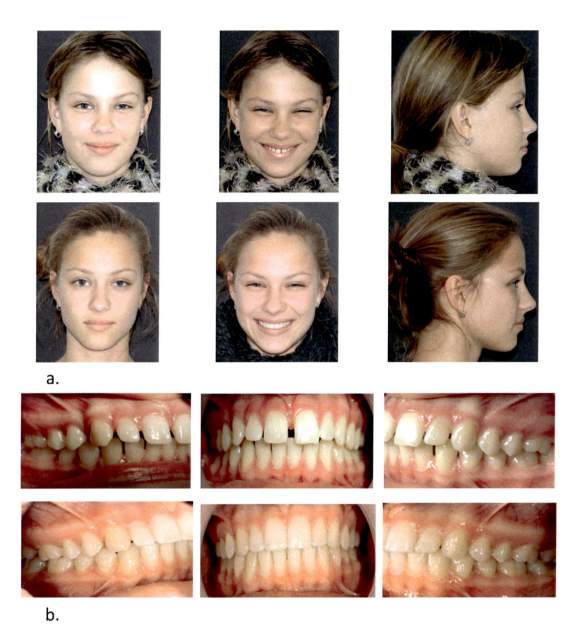

Abb. 38 a – c Fall 1: Kl. I Nonextraktion. Patientin E. E., 13.0 Jahre

a. Extraorale Fotos vor und nach der Behandlung
b. Intraorale Fotos vor und nach der Behandlung

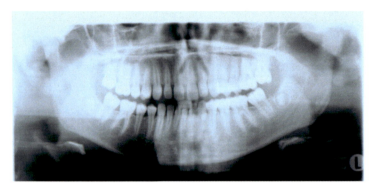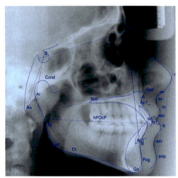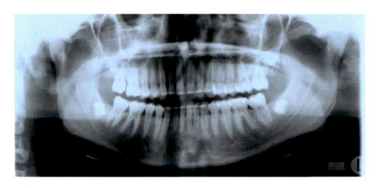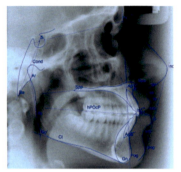

c.

Abb. 38 a – c   Fall 1: Kl. I   Nonextraktion. Patientin E. E.,13.0 Jahre

c. Panoramaschichtaufnahme und Fernröntgen-Seitenbild vor und nach der Behandlung

Fall 2: Kl. I – Patient E. W., 13.9 Jahre (Abb. 39)

Diagnostische Besonderheiten:
Dentoalveoläre Situation:	Frontengstand im Oberkiefer mit Lückeneinengung für 13,23, Labialstand des Zahnes 23
Transversale Relation:	Transversales Defizit im Oberkiefer von 6 mm
Sagittale Relation:	Neutral, Deviation des Unterkiefers um 2 mm nach rechts
Vertikale Relation:	Offen, Kreuzbiss im Molarenbereich und offener Biss im Prämolarenbereich rechts
Profil:	Nonextraktion

Therapie:
Behandlung mit Multibracket-Apparatur – Damon Q System

Disokklusion:	Unterkiefer-Aufbissschiene, später seitliche Aufbisse
Verankerung:	Keine
Transversale und dentoalveoläre Aufgaben:	Beseitigung des transversalen Defizits, Ausformen des Ober- und Unterkieferzahnbogens, Einordnen der oberen Eckzähne durch Low Force Kombinationstechnik
Sagittale Aufgaben:	Spontane Einstellung der Okklusion und der Mittellinie nach Beseitigung des transversalen Defizits
Vertikale Aufgaben:	Feineinstellung der Okklusion (Settling: Oberkiefer zum Unterkiefer)
Retention:	Ober- und Unterkieferfront Kleberetainer und nächtliches Tragen von Ober- und Unterkiefer-Retentionsplatten

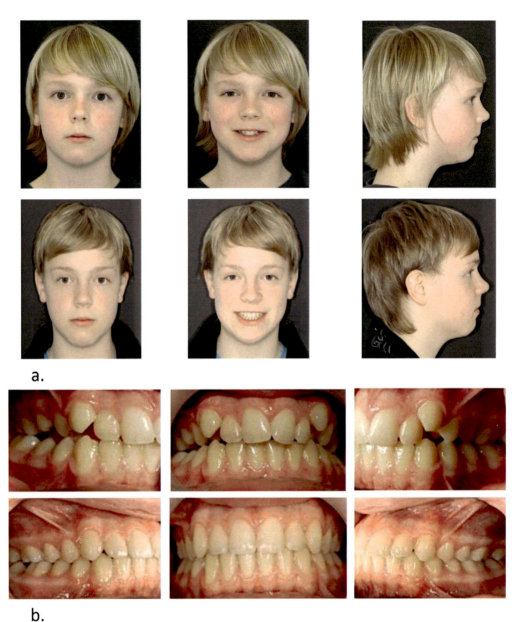

Abb. 39 a – c Fall 2: Kl. I Nonextraktion. Patient E. W., 13.9 Jahre

a. Extraorale Fotos vor und nach der Behandlung
b. Intraorale Fotos vor und nach der Behandlung

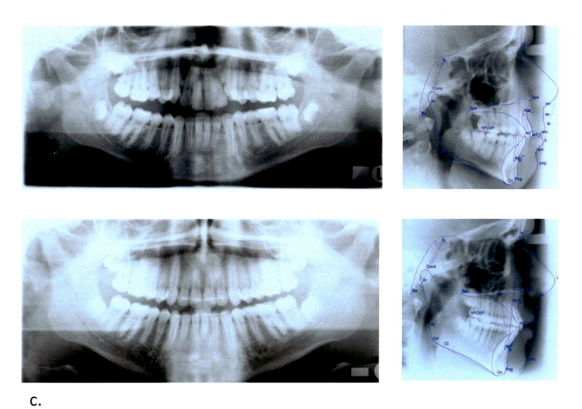

c.

Abb. 39 a – c Fall 2: Kl. I Nonextraktion. Patient E. W., 13.9 Jahre

c. Panoramaschichtaufnahme und Fernröntgen-Seitenbild vor und nach der Behandlung

Fall 3: Kl. II-1 – Patient T. S., 10.10 Jahre (Abb. 40)

Diagnostische Besonderheiten:
Dentoalveoläre Situation: Diastema. Retinierte Zähne 23, 42. Frontengstand im Unterkiefer
Transversale Relation: Extreme Kompression im Oberkiefer mit einem Defizit von 11 mm. Transversales Defizit im Unterkiefer 7 mm
Sagittale Relation: Distal
Vertikale Relation: Tief. Kopfbiss im Prämolarenbereich bds.
Profil: Nonextraktion

Therapie:
Behandlung mit Multibracket-Apparatur – Speed System

Disokklusion: Frontale Aufbisse
Verankerung: Stabilisierung der beiden Fronten mit Drahtligaturen nach optimaler Einstellung der Frontzähne
Transversale und
dentoalveoläre Aufgaben: Beseitigung des transversalen Defizits mittels Gaumennahterweiterungs-Apparatur. Ausformen der Ober- und Unterkieferzahnbögen, Schließen des Diastemas, Einordnen der Zähne 23, 42, achsengerechte Einstellung der Frontzähne durch Low Force Kombinationstechnik
Sagittale Aufgaben: Einstellung in die Neutralverzahnung mit Herbst-Apparatur
Vertikale Aufgaben: Heben des Bisses. Feineinstellung der Okklusion (Settling: Unterkiefer zum Oberkiefer)
Retention: Ober- und Unterkieferfront Kleberetainer, zusätzlich nächtliches Tragen eines Positioners

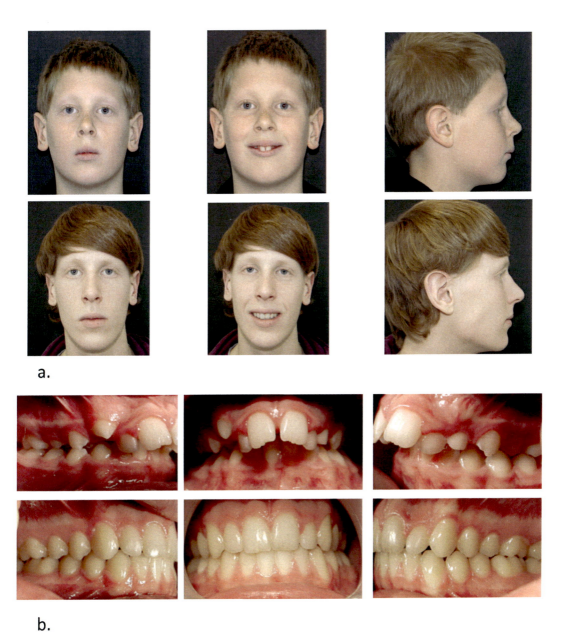

Abb. 40 a – c Fall 3: Kl. II-1 Nonextraktion. Patient T. S., 12.0 Jahre

a. Extraorale Fotos vor und nach der Behandlung
b. Intraorale Fotos vor und nach der Behandlung

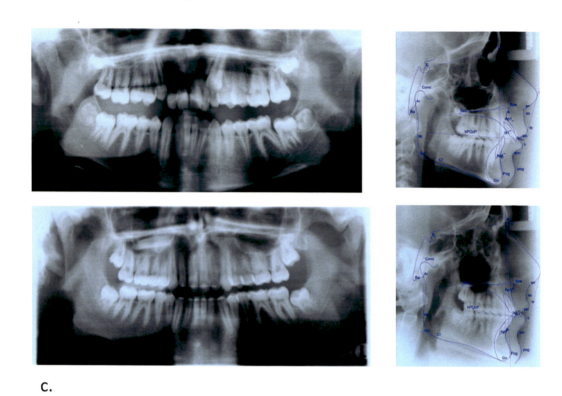

c.

Abb. 40 a – c Fall 3: Kl. II-1 Nonextraktion. Patient T. S., 12.0 Jahre

c. Panoramaschichtaufnahme und Fernröntgen-Seitenbild vor und nach der Behandlung

Fall 4: Kl. II-1 – Patientin M. A., 11.4 Jahre (Abb. 41)

Diagnostische Besonderheiten:
Dentoalveoläre Situation:	Frontengstand im Ober- und Unterkiefer, Labialstand von 13,23
Transversale Relation:	Transversales Defizit im Oberkiefer von 7 mm
Sagittale Relation:	Distal. Unterkieferschwenkung um 2 mm nach links
Vertikale Relation:	Tief. Palatinale Okklusion im Bereich der Prämolaren rechts
Profil:	Nonextraktion

Therapie:
Dentoalveoläre Vorbehandlung mit Aktiver Platte mit frontalem Aufbiss – zur Nachentwicklung des Oberkiefers und zur Überstellung der Palatinal-Okklusion – bis zum vollständigen Durchbruch aller Prämolaren
Behandlung mit Multibracket-Apparatur – Speed System

Disokklusion:	Frontale Aufbisse
Verankerung:	Stabilisierung der beiden Fronten mit Drahtligaturen nach optimaler Einstellung der Frontzähne
Transversale und dentoalveoläre Aufgaben:	Beseitigung des transversalen Defizits im Oberkiefer, Ausformen der beiden Zahnbögen, Einordnen der oberen Eckzähne und achsengerechte Einstellung der Frontzähne mit Low Force Kombinationstechnik
Sagittale Aufgaben:	Einstellung in die Neutralverzahnung mit Herbst-Apparatur
Vertikale Aufgaben:	Feineinstellung der Okklusion mit vertikalen Gummizügen (Settling: Unterkiefer zum Oberkiefer)
Retention:	Kleberetainer in der Ober- und Unterkieferfront, zusätzlich nächtliches Tragen von Ober- und Unterkiefer-Retentionsplatten

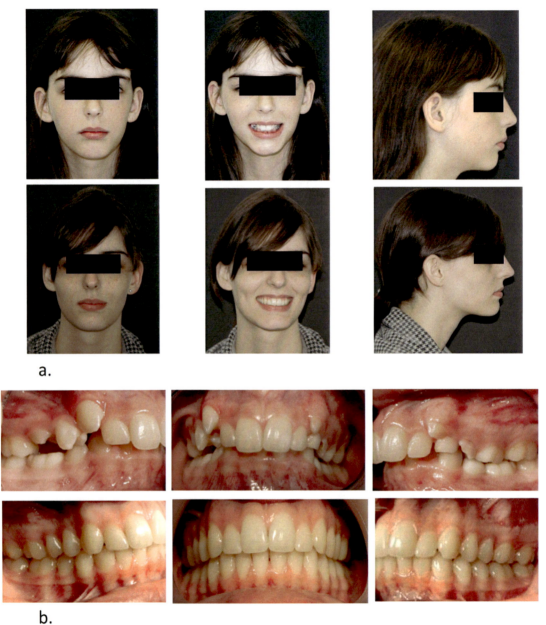

Abb. 41 a – c Fall 4: Kl. II-1 Nonextraktion. Patientin M. A., 11.4 Jahre
a. Extraorale Fotos vor und nach der Behandlung
b. Intraorale Fotos vor und nach der Behandlung

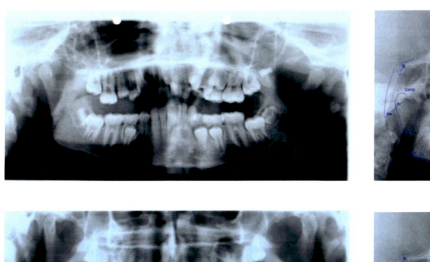
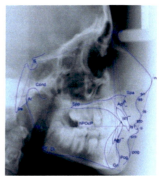
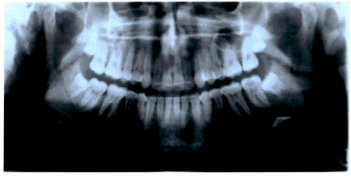
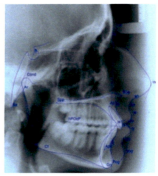

c.

Abb. 41 a – c   Fall 4: Kl. II-1   Nonextraktion. Patientin M. A., 11.4 Jahre

c. Panoramaschichtaufnahme und Fernröntgen-Seitenbild vor und nach der Behandlung

Fall 5: Kl. II-2 – Patientin I. L., 13.0 Jahre (Abb. 42)

Diagnostische Besonderheiten:

Dentoalveoläre Situation:	Retrusion Obere Inzisivi, Lücken-Einengung für obere Eckzähne
Transversale Relation:	Moderates Defizit in Oberkiefer
Sagittale Relation:	Distal
Vertikale Relation:	Tief
Profil:	Nonextraktion

Therapie:
Behandlung mit Multibracket-Apparatur – Speed System

Disokklusion:	Frontale Aufbisse
Verankerung:	Stabilisierung der beiden Fronten mit Drahtligaturen nach optimaler Einstellung der Frontzähne
Transversale und dentoalveoläre Aufgaben:	Beseitigung des transversalen Defizits, Ausformen des Ober- und Unterkieferbogens, achsengerechte Einstellung der Frontzähne mit Low Force Kombinationstechnik
Sagittale Aufgaben:	Einstellung in die Neutralverzahnung mit Herbst-Apparatur nach Erreichen optimaler transversaler Verhältnisse zwischen Ober- und Unterkiefer
Vertikale Aufgaben:	Heben des Bisses und Feineinstellung der Okklusion (Settling: Unterkiefer zum Oberkiefer.)
Retention:	Kleberetainer in der Ober- und Unterkieferfront, zusätzlich nächtliches Tragen von Ober- und Unterkiefer-Retentionsplatten

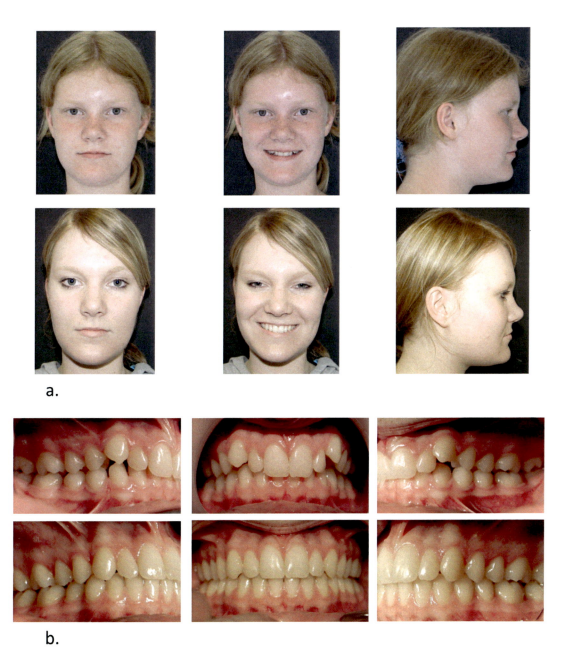

Abb. 42 a – c   Fall 5: Kl. II-2   Nonextraktion. Patientin I. L., 13.4 Jahre
a. Extraorale Fotos vor und nach der Behandlung
b. Intraorale Fotos vor und nach der Behandlung

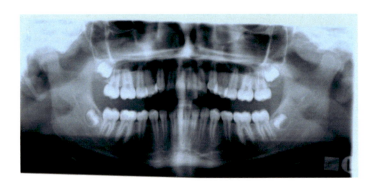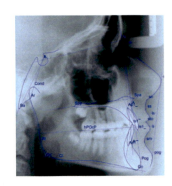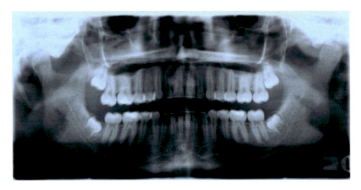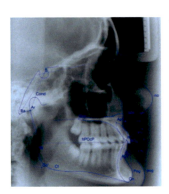

c.

Abb. 42 a – c   Fall 5: Kl. II-2   Nonextraktion. Patientin I. L., 13.4 Jahre

c. Panoramaschichtaufnahme und Fernröntgen-Seitenbild vor und nach der Behandlung

Fall 6: Kl. II-2 – Patientin S. S., 40.0 Jahre (Abb. 43)

Diagnostische Besonderheiten:
Dentoalveoläre Situation:	Multiple Keramik-Kronen im Ober- und Unterkiefer, Retrusion der Zähne 11, 21. Engstand in der Unterkieferfront
Transversale Relation:	Moderates transversales Defizit im Ober und Unterkiefer
Sagittale Relation:	Neutral
Vertikale Relation:	Tief
Profil:	Nonextraktion

Therapie:
Behandlung mit Multibracket-Apparatur – Damon III-System

Disokklusion:	Frontale Aufbisse
Verankerung:	Stabilisierung der beiden Fronten mit Drahtligaturen nach optimaler Einstellung der Frontzähne
Transversale und dentoalveoläre Aufgaben:	Beseitigung des transversalen Defizits, Ausformen der Ober- und Unterkieferzahnbögen und achsengerechte Einstellung der Frontzähne mit Low Force Kombinationstechnik
Sagittale Aufgaben:	Einstellung in die Neutralverzahnung mit Gummizügen (Kl. II-Mechanik)
Vertikale Aufgaben:	Heben des Bisses und Feineinstellung der Okklusion. (Settling: Unterkiefer zum Oberkiefer)
Retention:	Ober- und Unterkiefer Essix-Retainer

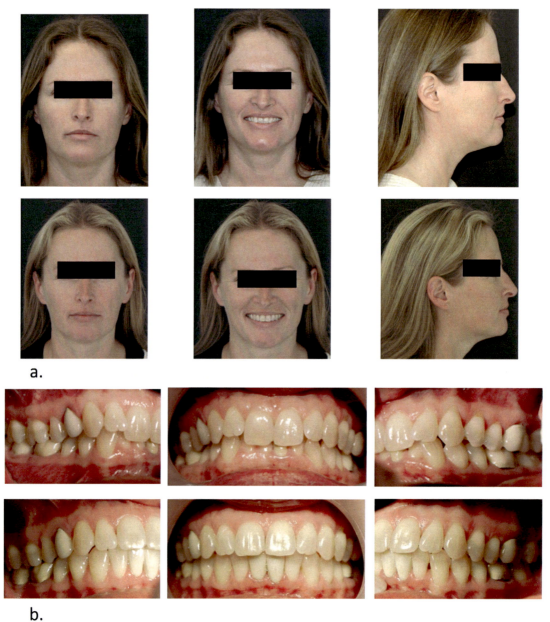

Abb. 43 a – c Fall 6: Kl. II-2 Nonextraktion. Patientin S. S., 40.0 Jahre
a. Extraorale Fotos vor und nach der Behandlung
b. Intraorale Fotos vor und nach der Behandlung

c.

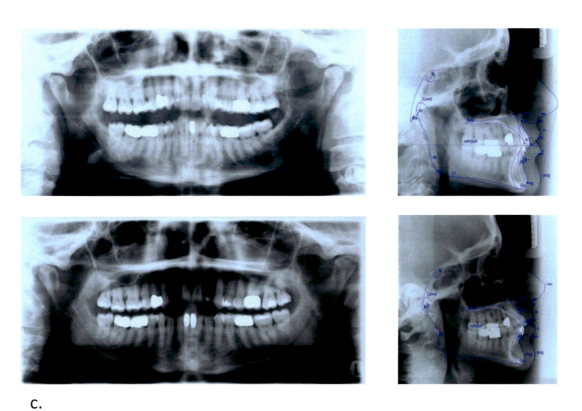

Abb. 43 a – c Fall 6: Kl. II-2 Nonextraktion. Patientin S. S., 40.0 Jahre

c. Panoramaschichtaufnahme und Fernröntgen-Seitenbild vor und nach der Behandlung

Fall 7: Kl. III – Patientin H. M., 12.6 Jahre (Abb. 44)

Diagnostische Besonderheiten:
Dentoalveoläre Situation: Frontengstand im Ober- und Unterkiefer, Lückeneinengung für 13,23. Teilretinierte Zähne 13,23
Transversale Relation: Transversales Defizit von 5 mm im Oberkiefer
Sagittale Relation: Mesial
Vertikale Relation: Offen
Profil: Nonextraktion

Therapie:
Behandlung mit Multibracket-Apparatur – Damon Q System

Disokklusion: Seitliche Aufbisse
Verankerung: Stabilisierung der Zähne im Unterkiefer mit Drahtligaturen während des Strippings im Bereich der unteren Prämolaren sowie beider Fronten nach optimaler Einstellung der Frontzähne
Transversale und
dentoalveoläre Aufgaben: Beseitigung des transversalen Defizits, Ausformen beider Zahnbögen und Einordnung der oberen Eckzähne mit Low Force Kombinationstechnik. Beseitigung des trotz Nivellierung bestehenden Platzdefizits im Unterkiefer durch Air-Rotor-Stripping im Bereich der unteren Prämolaren
Sagittale Aufgaben: Einstellung in die Neutralverzahnung mit Gummizügen (Kl. III-Mechanik)
Vertikale Aufgaben: Feineinstellung der Okklusion mit vertikalen Gummizügen (Settling: Oberkiefer zum Unterkiefer)
Retention: Kleberetainer in der Ober- und Unterkieferfront, zusätzlich nächtliches Tragen von Ober- und Unterkiefer-Retentionsplatten

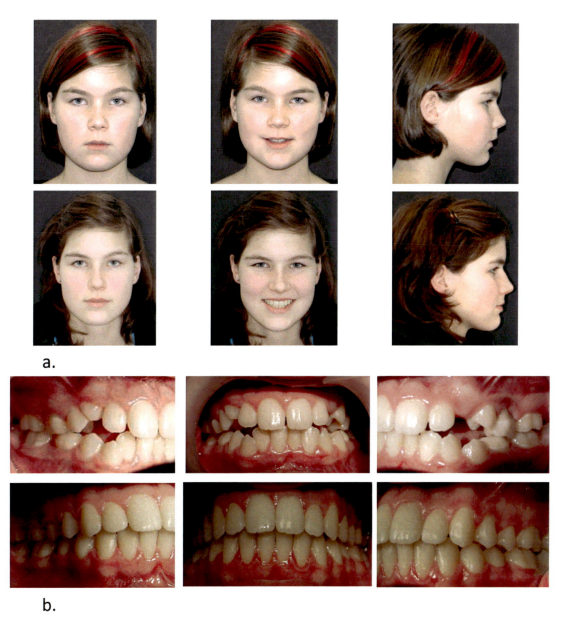

Abb. 44 a – c   Fall 7: Kl. III   Nonextraktion. Patientin H. M., 12.6 Jahre

a. Extraorale Fotos vor und nach der Behandlung
b. Intraorale Fotos vor und nach der Behandlung

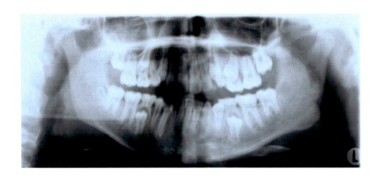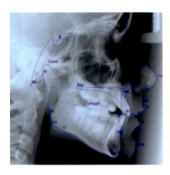
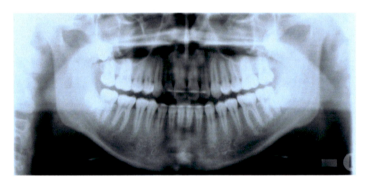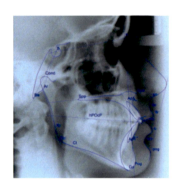

c.

Abb. 44 a – c Fall 7: Kl. III Nonextraktion. Patientin H. M., 12.6 Jahre

c. Panoramaschichtaufnahme und Fernröntgen-Seitenbild vor und nach der Behandlung

Fall 8: Kl. III – Patientin M. R., 14.3 Jahre (Abb. 45)

Diagnostische Besonderheiten:
Dentoalveoläre Situation: Extremer Frontengstand im Ober- und Unterkiefer mit frontalem Kreuzbiss, labialem Stand der oberen Eckzähne, extremer Rotation der zweiten Prämolaren im Oberkiefer.
Transversale Relation: Transversales Defizit im Oberkiefer von 9 mm, im Unterkiefer von 5 mm
Sagittale Relation: Mesial
Vertikale Relation: Neutral
Profil: Nonextraktion

Therapie:
Behandlung mit Multibracket-Apparatur – Speed System

Disokklusion: Seitliche Aufbisse
Verankerung: Stabilisierung der beiden Fronten mit Drahtligaturen nach optimaler Einstellung der Frontzähne, Gaumennahterweiterungs-Apparatur, auch als Verankerung zur Derotation der zweiten Prämolaren und Palatal Bar
Transversale und
transversale Aufgaben: Beseitigung des transversalen Defizits mit Gaumennahterweiterungs-Apparatur. Derotieren der zweiten Prämolaren im Oberkiefer, Ausformen beider Zahnbogen, Einordnen der oberen Eckzähne, Überstellen des Kreuzbisses mit Low Force Kombinationstechnik
Sagittale Aufgaben: Einstellen in die Neutralverzahnung mit Gummizügen. (Kl. III-Mechanik)
Vertikale Aufgaben: Feineinstellung der Okklusion mit vertikalen Gummizügen (Settling: Oberkiefer zum Unterkiefer)
Retention: Kleberetainer in der Ober- und Unterkieferfront, zusätzlich nächtliches Tragen von Ober- und Unterkiefer-Retentionsplatten

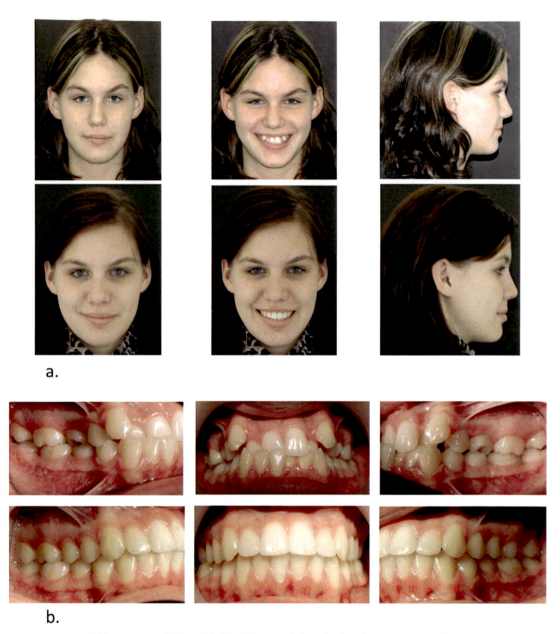

Abb. 45 a – c Fall 8: Kl. III Nonextraktion. Patientin M. R., 14.3 Jahre
a. Extraorale Fotos vor und nach der Behandlung
b. Intraorale Fotos vor und nach der Behandlung

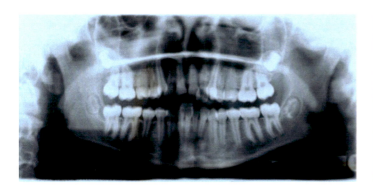 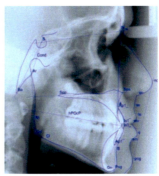

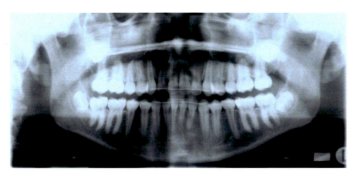 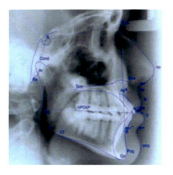

c.

Abb. 45 a – c Fall 8: Kl. III Nonextraktion. Patientin M. R., 14.3 Jahre

c. Panoramaschichtaufnahme und Fernröntgen-Seitenbild vor und nach der Behandlung

Fall 9: Kl. II-1 – Patientin J. H., 11.0 Jahre. Extraktionsfall (Abb. 46)

Diagnostische Besonderheiten:

Dentoalveoläre Situation:	Frontengstand im Ober- und Unterkiefer, labialer Stand der oberen und unteren Eckzähne, komplette Lückeneinengung für alle Eckzähne, Protrusion beider Fronten
Transversale Relation:	Transversales Defizit im Oberkiefer von 9 mm, im Unterkiefer von 5 mm
Sagittale Relation:	Distal
Vertikale Relation:	Offen
Profil:	Extraktion

Therapie:
Behandlung mit Extraktion aller ersten Prämolaren (Platzdefizit-7 mm, Protrusion beider Fronten, vertikale Relation offen, Extraktionsprofil)
Behandlung mit Multibracket-Apparatur – Speed System

Disokklusion:	Seitliche Aufbisse
Verankerung:	Palatal Bar, Stabilisierung der beiden Fronten mit Drahtligaturen nach optimaler Einstellung der Frontzähne
Transversale und dentoalveoläre Aufgaben:	Beseitigung des transversalen Defizits im Oberkiefer mit Gaumennahterweiterungs-Apparatur. Danach Extraktion der ersten Prämolaren im Ober- und Unterkiefer und achsengerechte Einstellung der Frontzähne mit Low Force Kombinationstechnik
Sagittale Aufgaben:	Einstellen in die Neutralverzahnung mit kurzen Gummizügen (Kl. II-Mechanik).
Vertikale Aufgaben:	Feineinstellung der Okklusion mit vertikalen Gummizügen (Settling: Oberkiefer zum Unterkiefer)
Retention:	Kleberetainer in der Ober- und Unterkieferfront, zusätzlich nächtliches Tragen von Ober- und Unterkiefer-Retentionsplatten

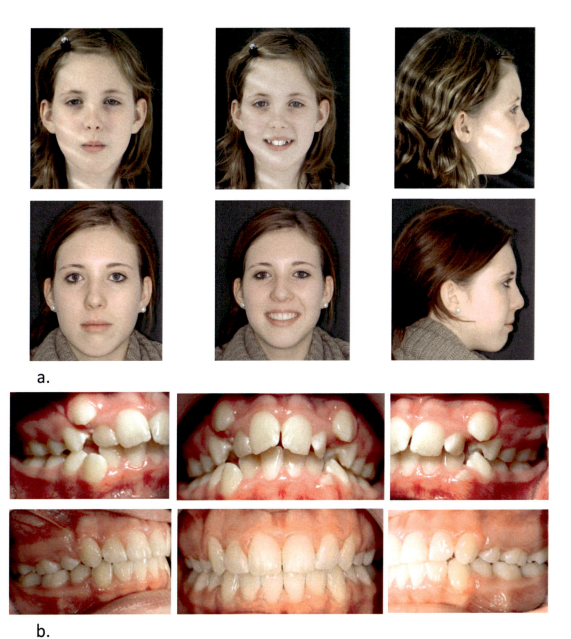

Abb. 46 a – c Fall 9: KL II-1 Extraktion. Patientin J. H., 11.0 Jahre
a. Extraorale Fotos vor und nach der Behandlung
b. Intraorale Fotos vor und nach der Behandlung

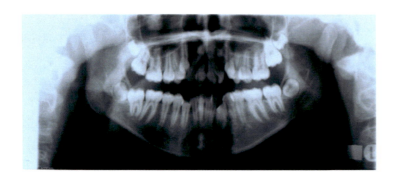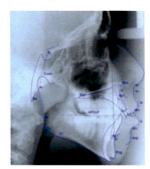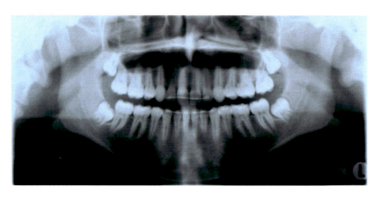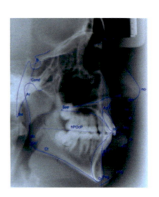

c.

Abb. 46 a – c   Fall 9: KL II-1   Extraktion. Patientin J. H., 11.0 Jahre

c. Panoramaschichtaufnahme und Fernröntgen-Seitenbild vor und nach der Behandlung

Fall 10: Kl. III – Patientin L. F., 11.9 Jahre. Extraktionsfall (Abb. 47)

Diagnostische Besonderheiten:
Dentoalveoläre Situation:	Frontengstand im Ober- und Unterkiefer, retinierter Zahn 13, Labialstand des Zahnes 23, Lückeneinengung für beide Eckzähne, Protrusion beider Fronten
Transversale Relation:	Transversales Defizit im Oberkiefer von 5 mm, im Unterkiefer von 2 mm
Sagittale Relation:	Mesial
Vertikale Relation:	Offen
Profil:	Nonextraktion

Therapie:
Behandlung mit Extraktion aller ersten Prämolaren (Platzdefizit von 5 mm, Protrusion beider Fronten, vertikale Relation offen)
Behandlung mit Multibracket-Apparatur – Speed-System

Disokklusion:	Seitliche Aufbisse
Verankerung:	Palatal Bar, Stabilisierung beider Fronten mit Drahtligaturen nach optimaler Einstellung der Frontzähne
Transversale und dentoalveoläre Aufgaben:	Extraktion der ersten Prämolaren in beiden Kiefern, Beseitigen des transversalen Defizits und Ausformen beider Zahnbögen, Einordnen der oberen Eckzähne, Retrudieren und achsengerechte Einstellung der Frontzähne mit Low Force Kombinationstechnik. Die Zähne 37, 47 und die teilretinierten Zähne 17, 27 wurden nicht in den geraden Bogen einbezogen, es erfolgte lediglich Kontrolle in Bezug auf die Elongation
Sagittale Aufgaben:	Einstellung in die Neutralverzahnung mit kurzen Gummizügen (Kl. III-Mechanik).
Vertikale Aufgaben:	Feineinstellung der Okklusion mit vertikalen Gummizügen (Settling Oberkiefer zum Unterkiefer)
Retention:	Kleberetainer im Ober- und Unterkiefer, zusätzlich nächtliches Tragen eines Positioners

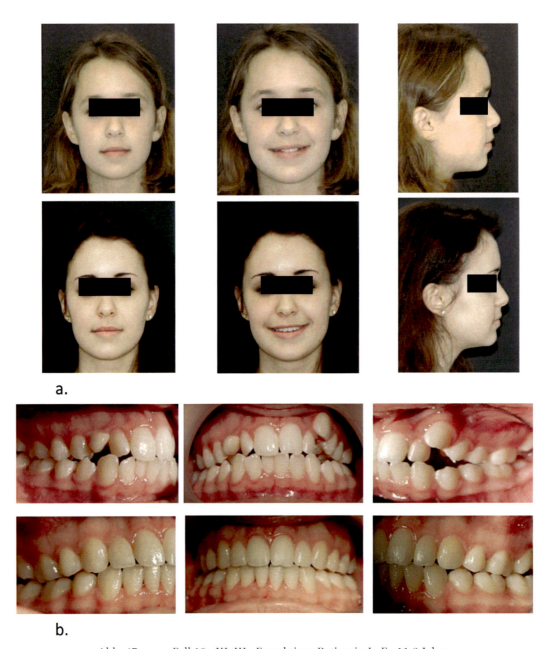

Abb. 47 a – c Fall 10: KL III Extraktion. Patientin L. F., 11.9 Jahre
a. Extraorale Fotos vor und nach der Behandlung
b. Intraorale Fotos vor und nach der Behandlung

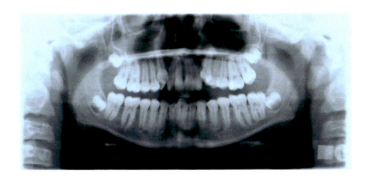 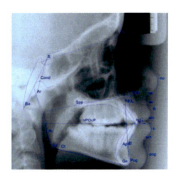
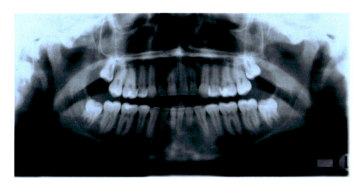 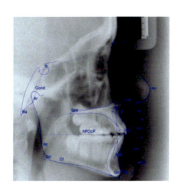

c.

Abb. 47 a – c   Fall 10: KL III   Extraktion. Patientin L. F., 11.9 Jahre

c. Panoramaschichtaufnahme und Fernröntgen-Seitenbild vor und nach der Behandlung

Fall 11: Kl. II-1 – Patientin A. B., 32.3 Jahre (Abb. 48)
Kieferorthopädisch-kieferchirurgische Kombinations-Therapie

Diagnostische Besonderheiten:

Dentoalveoläre Situation:	Frontengstand in beiden Kiefern, Protrusion beider Fronten. Frühzeitiger Verlust des Zahnes 46, tiefzerstörter Zahn 36
Transversale Relation:	Transversales Defizit im Oberkiefer von 13 mm, im Unterkiefer von 6 mm.
Sagittale Relation:	Distal (sagittale Stufe von 11 mm)
Vertikale Relation:	Offen. Kreuzbiss im Molaren- und Prämolarenbereich bds.
Profil:	Nonextraktion

Therapie:
Behandlung mit Multibracket-Apparatur – Speed-System

Disokklusion:	Seitliche Aufbisse
Verankerung:	Stabilisierung beider Fronten mit Drahtligaturen nach optimaler Einstellung der Frontzähne.
Transversale und dentoalveoläre Aufgaben:	Beseitigen des transversalen Defizits im Oberkiefer und Überstellung des seitlichen Kreuzbisses mit chirurgischer Intervention – Le Fort I – Osteotomie und Distraktionsosteogenese mittels Transpalatinalen Distaktors (TP). Ausgleichs-Extraktion des tief zerstörten Zahnes 36. Ausformen beider Zahnbögen und Retrudieren der Frontzähne. Achsengerechte Einstellung beider Fronten
Sagittale Aufgaben:	Einstellen der optimalen Ober- und Unterkiefer-Relation durch mandibuläre Osteotomie und Unterkiefer-Vorverlagerung um 8 mm
Vertikale Aufgaben:	Nach Justierung der beiden Zahnbögen Feineinstellung der Okklusion mit vertikalen Gummizügen (Settling: Oberkiefer zum Unterkiefer)
Retention:	Kleberetainer im Unterkiefer, zusätzlich nächtliches Tragen eines Positioners

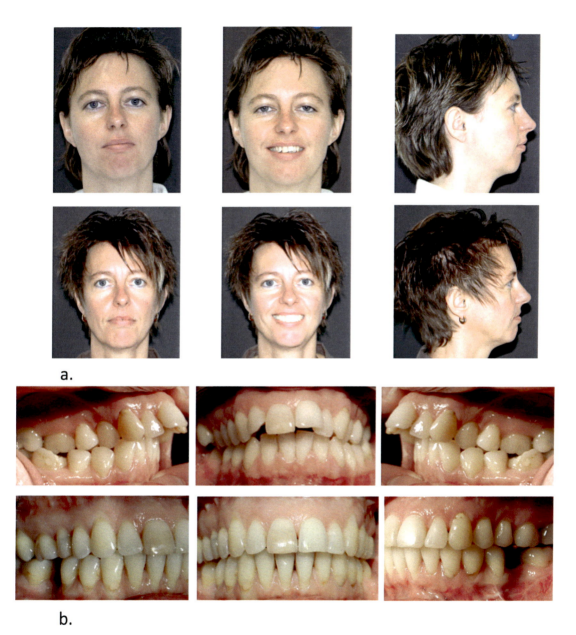

a.

b.

Abb. 48 a – c   Fall 11: KL II-1   Kieferorthopädisch-Kieferchirurgische
Kombinationstherapie. Patientin A. B., 32.3 Jahre
a. Extraorale Fotos vor und nach der Behandlung
b. Intraorale Fotos vor und nach der Behandlung

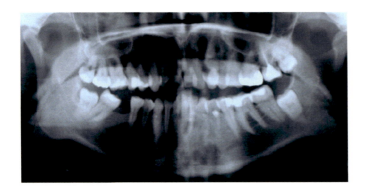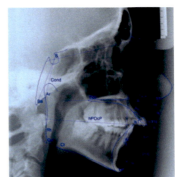
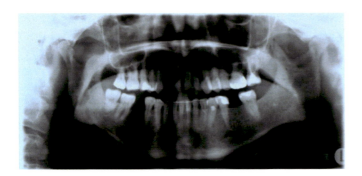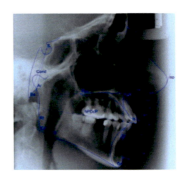

c.

Abb. 48 a – c Fall 11: KL II-1 Kieferorthopädisch-Kieferchirurgische Kombinationstherapie. Patientin A. B., 32.3 Jahre

c. Panoramaschichtaufnahme und Fernröntgen-Seitenbild vor und nach der Behandlung

Fall 12: Kl. III – Patient W. D., 26.7 Jahre (Abb. 49)
Kieferorthopädisch-kieferchirurgische Kombinationstherapie

Diagnostische Besonderheiten:
Dentoalveoläre Situation:	Moderater Frontengstand im Ober und Unterkiefer, Labialstand des Zahnes 23. Protrusion der oberen und Retrusion der unteren Front
Transversale Relation:	Moderate Überentwicklung der beiden Kiefer. Kreuzbiss im Prämolarenbereich rechts
Sagittale Relation:	Mesial (umgekehrte sagittale Stufe von 6 mm) Maxilläre Retrognathie in Kombination mit mandibulärer Prognathie, Laterognathie nach rechts
Vertikale Relation:	Offen
Profil:	Nonextraktion

Therapie:
Behandlung mit Multibracket-Apparatur – Damon 3 System

Disokklusion:	Seitliche Aufbisse
Verankerung:	Stabilisierung beider Fronten mit Drahtligaturen nach Dekompensation und optimaler Einstellung der Frontzähne
Transversale und dentoalveoläre Aufgaben:	Ausformen beider Zahnbögen, Einordnen von Zahn 23, achsengerechte Einstellung der beiden Fronten, Überstellen des Kreuzbisses im Prämolarenbereich rechts
Sagittale Aufgaben:	Einstellung der optimalen Oberkiefer–Unterkiefer-Relation durch simultane Ober- und Unterkieferosteotomie. (Oberkiefer-Vorverlagerung und Unterkiefer-Rückverlagerung.) Ästhetische Kinnplastik.
Vertikale Aufgaben:	Feineinstellung der Okklusion mit vertikalen Gummizügen (Settling: Unterkiefer zum Oberkiefer)
Retention:	Kleberetainer in der Ober- und Unterkieferfront, zusätzlich nächtliches Tragen eines Positioners

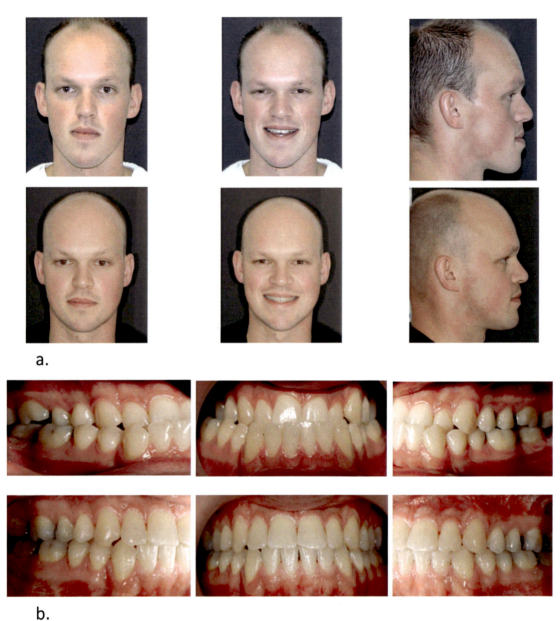

Abb. 49 a – c Fall 12: KL III Kieferorthopädisch-Kieferchirurgische Kombinationstherapie. Patient W. D., 26.7 Jahre
a. Extraorale Fotos vor und nach der Behandlung
b. Intraorale Fotos vor und nach der Behandlung

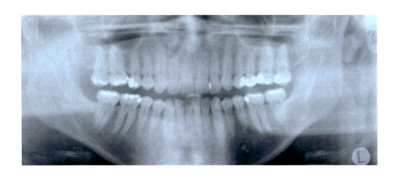
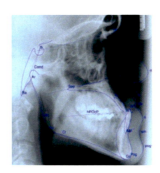
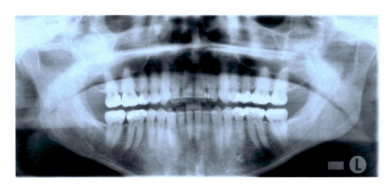
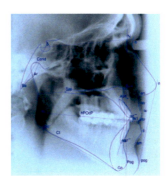

c.

Abb. 49 a – c Fall 12: KL III Kieferorthopädisch-Kieferchirurgische Kombinationstherapie. Patient W. D., 26.7 Jahre

c. Panoramaschichtaufnahme und Fernröntgen-Seitenbild vor und nach der Behandlung

Fall 13: Kl. III – Patientin A. G., 18.0 Jahre (Abb. 50)
Kieferorthopädisch– kieferchirurgische Kombinationstherapie

Diagnostische Besonderheiten:

Dentoalveoläre Situation:	Bolton-Diskrepanz mit Diskrepanz zwischen Zahnbogenbreite und Zahnbogenlänge in beiden Kiefern. Lückige Protrusion der oberen Front
Transversale Relation:	Starke skelettale Überentwicklung beider Kiefer (Platz-Überschuss im Oberkiefer von 8 mm, im Unterkiefer von 5mm)
Sagittale Relation:	Mesial (umgekehrte sagittale Stufe von 5 mm). Mandibuläre Prognathie mit Laterognathie nach links
Vertikale Relation:	Tief
Profil:	Nonextraktion

Therapie:
Behandlung mit Multibracket-Apparatur – MBT System

Disokklusion:	Frontale Aufbisse
Verankerung:	Skelettale Verankerung im Unterkiefer mit zwei Mikrotitanplatten. Stabilisierung der beiden Fronten mit Drahtligaturen nach optimaler Einstellung der Frontzähne
Transversale und dentoalveoläre Aufgaben:	Ausformen beider Zahnbögen, Schließen der Lücken im Ober- und Unterkiefer, Retrudieren der Oberkieferfront. Beseitigung der transversalen Differenzen im Rahmen der chirurgischen Umstellungsosteotomie (Le Fort I – Osteotomie in zwei Teilen)
Sagittale Aufgabe:	Einstellung der optimalen Ober- und Unterkiefer-Relation durch simultane Ober- und Unterkiefer-Umstellungsosteotomie

Vertikale Aufgabe:	Postoperative Justierung des Ober- und Unterkieferzahnbogens. Feineinstellung der Okklusion mit vertikalen Gummizügen (Settling: Unterkiefer zum Oberkiefer)
Retention:	Essix-Retainer in beiden Kiefern, zusätzlich nächtliches Tragen von Ober- und Unterkiefer-Retentionsplatten

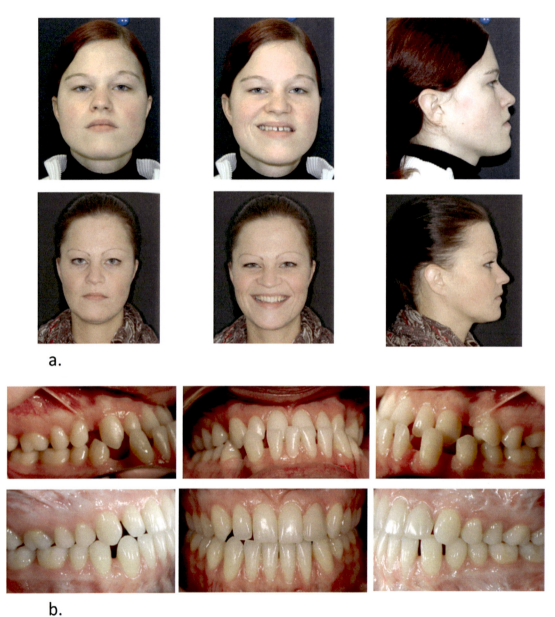

Abb. 50 a – c   Fall 13: KL III   Kieferorthopädisch-Kieferchirurgische Kombinationstherapie. Patientin A. G., 18.0 Jahre
a. Extraorale Fotos vor und nach der Behandlung
b. Intraorale Fotos vor und nach der Behandlung

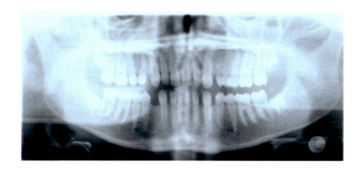
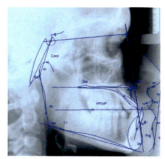
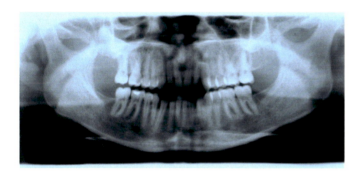
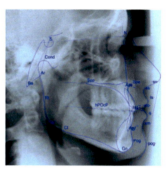

c.

Abb. 50 a – c Fall 13: KL III Kieferorthopädisch-Kieferchirurgische Kombinationstherapie. Patientin A. G., 18.0 Jahre

c. Panoramaschichtaufnahme und Fernröntgen-Seitenbild vor und nach der Behandlung

V. DIE „PEIN UND PANIK" IN DER BEHANDLUNG

Wir möchten in diesem Aufsatz die Risiken in der kieferorthopädischen Behandlung nicht unerwähnt lassen, die unser Leben ab und zu schwerer machen. Es gibt Fälle, die trotz aller Aufklärungen, Kontrollen und Sicherheitsmaßnahmen alle unsere Bemühungen in einen „Alptraum" mit Leid und Ärgernis sowohl für die Patienten, aber auch für die Behandler verwandeln können.

1. Karies

Initialkaries – weiße Flecken (white spot) sind in der praktischen Kieferorthopädie relativ oft zu sehen. Was dann manchmal folgt, kommt nicht unerwartet. Es entwickelt sich direkt vor unseren Augen. Und in manchen Fällen endet die Initialkaries in einer klaren Dentinkaries, trotz all unserer prophylaktischen und therapeutischen Maßnahmen, Aufforderungen an den Patienten zur ausreichenden Zahnpflege sowie Briefen an die Eltern und Krankenkassen. Wir können die Reaktion mancher Kollegen auf diese Aussage gut verstehen: „Keine ausreichende Zahnpflege von Seiten des Patienten – keine Behandlung und ebenso keine weitere Behandlung!" In den meisten Fällen verfahren wir auch so in unserer Praxis. Aber in manchen Fällen wird man mit der unausweichlichen Frage konfrontiert: Was ist für dieses Kind wichtiger? Weitere Behandlung mit ständigen Mahnungen und Behebung der gravierendsten dento-alveolären Anomalien oder sofortiger Abbruch der Behandlung? Die Antwort auf diese Fragen und die Entscheidung war und ist für uns bis heute nie leicht zu treffen.

Zur Demonstration eines solchen Falles erlauben wir uns, hier die Behandlung eines 14-jährigen Patienten vorzustellen mit Verlagerung und Retention der Zähne 11, 21. Die klinische Beginnuntersuchung zeigte weiße Flecken an mehreren Ober- und Unterkieferzähnen bei zunächst nicht sehr guter Mundhygiene. Normalerweise ist für uns ein solcher Befund der Entscheidungsgrund für eine herausnehmbare Behandlungsapparatur, wenn dies möglich und sinnvoll ist. In diesem Fall haben wir nach Gesprächen mit dem Kind und seinen Eltern und entsprechender prophylaktischer Vorbereitung bei gebesserter Mundhygiene die geplante Behandlung mit einer festsitzenden Apparatur zur Einordnung der verlagerten und retinierten Frontzähne begonnen. Die Motivation des Kindes reichte nur etwa für 5 Monate. Danach stellten wir bei jedem Kontrolltermin eine unzureichende Zahnpflege und zunehmend deutlicher werdende weiße Flecken um die Brackets herum und im supragingivalen Raum fest. Was sollten wir machen? Abbruch der Behandlung mit entsprechenden funktionellen, ästhetischen und sozial-psychischen Folgen? Die Fragen kennen wir, die richtige Antwort zu finden ist aber oft sehr schwierig. Nach vielen Gesprächen mit dem Patienten und seinen Eltern, nach 5 Mahnbriefen an die Eltern mit Kopien an die Krankenkasse und nach Einordnung der verlagerten und retinierten Zähne haben wir die Behandlung abgebrochen, leider mit Karies an mehreren Zähnen (Abb. 51).

2. Schmelz-Dentin-Frakturen

Verletzungen der Zahnkronen sind in der Kieferorthopädie unwahrscheinlich, unvorstellbar, fast ausgeschlossen und trotzdem können sie wie ein Blitz aus heiterem Himmel den Behandler treffen. Wir möchten hier einen Fall vorstellen, der uns bis heute verfolgt und sich nicht ausblenden lässt.
Die 11 Jahre alte Patientin wurde vom Hauszahnarzt in unsere Praxis überwiesen wegen einer lückigen Protrusion der Oberkieferfront, noch fehlender, vestibulär verlagerter oberer Eckzähne und fehlender Normokklusion (Kl. II-1 – 1 Pb distal). Die Patientin und ihre Mutter lehnten eine Behandlung mit einer festsitzenden Apparatur ab und stimmten der alternativen Therapie mit herausnehmbaren Geräten zu. Nach Beseitigung der transversalen Diskrepanzen und Einordnung der Eckzähne haben wir die Vorverlagerung des Unterkiefers mit einem Twinblock nach Clark eingeleitet. Die Behandlung mit dem eingesetzten Gerät gestaltete sich während 9 Monaten sehr problematisch. Unwilligkeit und fehlende Disziplin der Patientin beim Tragen des Twinblocks, Missbehagen und Aversion zum Gerät überhaupt, zwangen uns, die geplante Behandlung auf eine nun doch festsitzende Multibracket-Apparatur Damon System in Kombination mit einer gegossenen Herbst-Apparatur umzustellen. Die Mutter und die Patientin (wie auch die Privatversicherung) stimmten dieser Therapieänderung zu. Die Behandlung mit der Herbst-Apparatur verlief völlig unproblematisch, so dass wir die Apparatur nach 13 Monaten entfernen konnten.

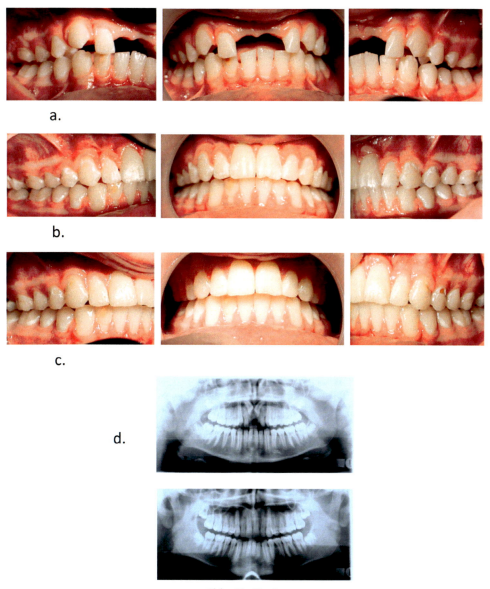

Abb. 51 Karies
a. Intraorale Fotos vor der Behandlung. Die Zähne 11, 21 sind verlagert und retiniert | b. Intraorale Fotos nach Einordnung der Zähne 11, 21 und Abbruch der Behandlung. Multiple weiße Flecken (White spots) im supragingivalen Raum | c. Intraorale Fotos mit Zustand 1 Jahr nach der Behandlung – Multiple Karies im supragingivalen Raum an mehreren Zähnen | d. Panoramaschichtaufnahme vor und nach Abbruch der Behandlung

Die Entfernung der zementierten Herbst-Apparatur (Glasionomer Bandzement Cem Base, Firma Ihde Dental AG) wurde in der in unserer Praxis standardisierten Weise durchgeführt. Nach Lösung beider Teleskope und Trennung der lingualen Anteile der Unterkieferschiene mit Trenn-Diamanten (Firma Komet) wurde der rechte und linke Teil der Unterkiefer-Apparatur mit Hilfe eines Crown-Click De Luxe (mechanischer Kronen- und Brückenentferner) gelöst. Schon nach dem ersten Klopfen mit mittlerer Kraft lösten sich die Schienenanteile. Wir waren zunächst sehr froh, dass unsere sehr empfindliche Patientin keine unangenehmen oder schmerzhaften Reaktionen gezeigt hatte.

Die Freude über die unproblematische Entfernung der Apparatur dauerte nicht lange. Schon nach kurzer Begutachtung der Ankerzähne stellten wir fest, dass die unteren Eckzähne im oberen Kronendrittel einfach abgebrochen waren! Die beiden abgebrochenen Kronenanteile fanden sich fest zementiert in der Schiene. „Warum?" – fragten wir uns. „Wieso?" – fragte die Mutter des Mädchens. „Weshalb?" – fragte die nette Sachbearbeiterin bei unserer Haftpflichtversicherung.

Eine wirkliche Antwort haben wir bis heute nicht, nur Vermutungen. Die offizielle Antwort kam prompt vom Gutachter. Wir hatten ihn selbst unserer Versicherung empfohlen, da wir seine Arbeiten zum Thema Herbst-Apparatur sehr schätzen und hofften, eine ausreichende Erklärung zu unserem Problem zu bekommen.

Die gutachterliche Stellungnahme war kurz und klar. Wir erlauben uns, diese hier in einem kurzen Zitat wiederzugeben: „1. Die Fraktur der beiden Eckzähne ist auf einen Behandlungsfehler zurückzuführen. 2. Der Fehler hätte vermieden werden können, wenn die Schiene bukkal und lingual an mehreren Stellen aufgeschlitzt worden wäre. 3. Das Risiko von Zahnfrakturen bei der Entfernung einer gegossenen Herbst-Schiene mit Hilfe von mechanischen Kronen- und Brückenentfernern sollte jedem Kieferorthopäden bekannt sein". (Abb. 52)

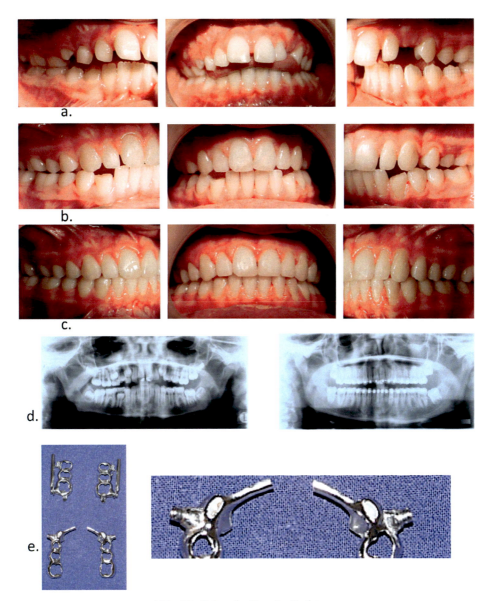

Abb. 52 Schmelz-Dentin-Frakturen
a. Intraorale Fotos vor der Behandlung | b. Zustand nach Entfernung der Herbst-Apparatur mit Kronenfraktur bei den Zähnen 33, 43 | c. Zustand nach Abschluss der Behandlung | d. Panoramaschichtaufnahme vor Behandlung und vor Entfernung der Multibracket-Apparatur | e. Herbst-Apparatur nach Entfernung – die abgebrochenen Kronenanteile blieben in der Apparatur

3. Wurzelresorptionen

Unvorhergesehene Wurzelresorptionen kommen trotz aller Vorsichtsmaßnahmen (leichte Kräfte, Vermeidung eines „Jiggling Effects" usw.) unerwartet. Man fühlt sich regelrecht hilflos. Du stehst vor dem Patienten und seinen Eltern mit dem aktuellen Röntgenbild und sprichst etwas diffus für Laien über gestörte Mikrozirkulation und Sättigung im Zahnwurzelbereich und musst dich entscheiden: Was mache ich? Behandeln wir so weiter oder stellen wir die Behandlung im Sinne eines Kompromisses auf eine Behandlung mit herausnehmbaren Apparaturen um? Diese Entscheidung muss zusammen mit den Eltern getroffen werden. Wenn die weitere Behandlung mit festsitzender Apparatur durchgeführt werden soll, dann muss diese so rasch wie möglich erfolgen. Unsere Erfahrung zeigt, dass auch Zähne mit resorbierten Wurzeln am Ende der Retentionsphase fest waren, so dass die Patienten ohne funktionelle oder ästhetische Probleme aus unserer Behandlung entlassen werden konnten. Wer dieses Thema vertiefen möchte, findet genügend Literatur hierzu. Sehr zu empfehlen ist eine umfassende Übersichtsarbeit von Brezniak und Wasserstein, die in Angle Orthodontist im Jahre 2002 erschienen ist.

Als Illustration zu diesem Thema erlauben wir uns, intraorale Fotos und Panoramaschichtaufnahmen eines von uns behandelten Patienten hier vorzustellen. Es handelte sich diagnostisch um eine Kl. II-Gebissfehlentwicklung mit fast vollständiger Lückeneinengung für die labial stehenden Zähne 13 und 23. Die Behandlung wurde ohne Extraktionen (Nonextraktions-Profil), mit festsitzender Apparatur (Speed-System) und Low Force Kombinationstechnik geplant. Die Ausformung beider Zahnbögen, die Öffnung der Lücken und die Einordnung der verlagerten Eckzähne verliefen ohne Besonderheiten. Die Panoramaschichtaufnahme nach 16 Monaten aktiver Behandlung zeigte dann Resorptionen im oberen Drittel der Ober- und Unterkiefer-Inzisivi. Die verbliebenen Behandlungsaufgaben – optimale, achsengerechte Einstellung der Frontzähne in beiden Kiefern – wollten wir mit Air Rotor Stripping durchführen. Nach Aufklärung der Mutter des Patienten über die röntgenologischen Befunde, Risiken und den von uns vorgesehenen schnellstmöglichen Behandlungsabschluss mittels Stripping, wurde die weitere Behandlung des Patienten trotz der noch bestehenden Protrusion der Frontzähne von der Mutter abgelehnt (Abb. 53).

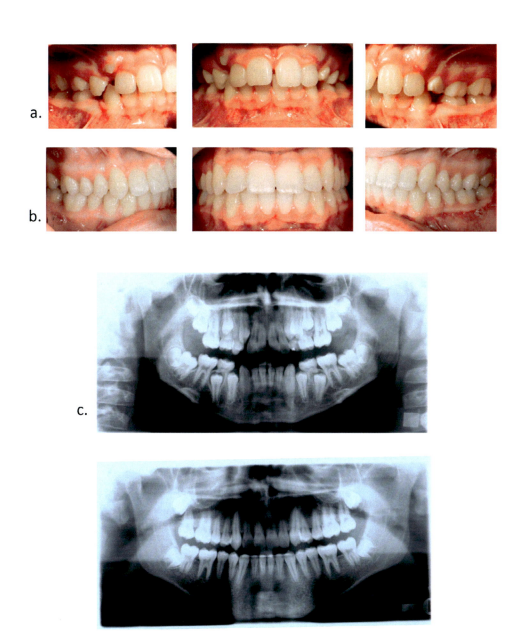

Abb. 53 Wurzelresorptionen

a. Intraorale Fotos vor der Behandlung | b. Intraorale Fotos nach Abbruch der aktiven Behandlung wegen Wurzelresorptionen im Ober- und Unterkiefer-Frontbereich | c. Panoramaschichtaufnahme vor Behandlung und nach Abbruch der aktiven Behandlung

4. Gingivarezessionen

Die Gingivarezession oder der Gingivarückgang in Richtung der Mukogingivallinie als Folge kieferorthopädischer Behandlung sind bekannt. Es gibt genügend Literatur darüber, z. B. interessante Publikationen von P. Diedrich und R. Fuhrmann. Und trotz unseres Wissens und unseren Bemühungen haben wir Patienten mit diesem Problem. Du siehst auf der Fernröntgen-Aufnahme zu schmalen Knochen, meist im Unterkiefer-Frontbereich, du misst die Tiefe der keratinisierten Gingiva und denkst, ich darf keine zu starke extraaxiale Belastung, kein „Jiggling" und keine Protrusion der Unterkiefer-Frontzähne verursachen. Du weißt das und versuchst es auch. Aber die Diskrepanz zwischen Wissen, Denken, Machen und dem Resultat in der Praxis ist leider nachweisbar.

Zum Glück geschah dies nicht so oft, aber wir mussten ein paar Patienten nach Abschluss der Behandlung zum Parodontologen zur Gingivaextension überweisen. Es ist bekannt, dass die Ursache für die Bildung einer Gingivarezession das gestörte Gleichgewicht zwischen Zahnstellung, Knochenstütze mit der Mikrozirkulation und dem dazu gehörenden Weichgewebe mit seinen Muskelansätzen ist. Die Kunst des Behandlers ist, rechtzeitig Abweichungen von diesem Gleichgewicht zu registrieren und die notwendige Balance wieder herzustellen, was in der täglichen Praxis nicht immer möglich ist. Das Beste wäre, messbare Kontrollwerte zu haben. In unserer Praxis beobachten wir die meisten Rezessionen in der Unterkieferfront, insbesondere während der Kl. II-Mechanik.

Seit einiger Zeit orientieren wir uns an einem Kontrollwert, entsprechend der Breite von befestigter, keratinisierter (attached) Gingiva im Bereich der unteren Inzisivi. Wir messen die Breite vor der Multiband-Behandlung, bei der Zwischenuntersuchung und selektiv, insbesondere bei der Kl. II-Mechanik. Als kritische Grenze gelten für uns 2 mm Breite. Liegt der Wert darunter, vermeiden wir heute aktive Kräfte auf die untere Front, z. B. durch Kl. II-Mechanik, insbesondere bei schon bestehender – auch nicht gravierender – Protrusion der unteren Front (Abb. 54).

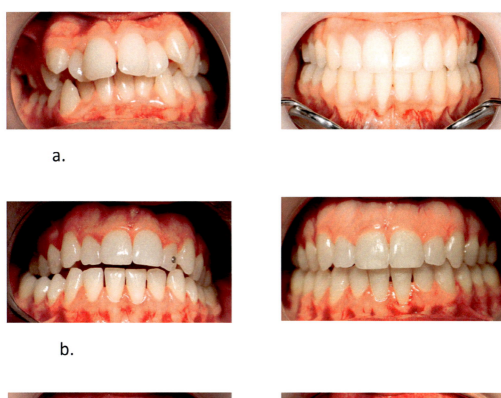

Abb .54 Gingivarezessionen – Intraorale Fotos vor und nach der Behandlung

a. Lokalisierte Rezession bei Zahn 41 | b. Lokalisierte Rezession bei Zahn 31 mit sekundärer marginaler Entzündung | c. Tiefe lokalisierte Rezession bei Zahn 41 mit sekundärer marginaler Entzündung

5. Schleimhauthyperplasie

Es ist bekannt, dass die Hyperplasie die häufigste pathologische Erscheinung – nach den Entzündungen – in der Mundhöhle ist. Die Hyperplasien als Folge von Entzündungen oder medikamentös induzierten Veränderungen der Mundschleimhaut sind bekannt und auch nicht Thema dieses Aufsatzes.

Wir wollen hier nur etwas über von uns selbst provozierte Hyperplasien durch unsere kieferorthopädischen Apparaturen berichten. Wir verwenden relativ oft eine Modifikation der Herbst-Apparatur, den Cantilever Bite Jumper. Dieses Gerät hat neben seinen positiven Eigenschaften auch einen ab und zu auftretenden Nachteil, nämlich die Bildung lokalisierter Hyperplasien der Wangenschleimhaut. Diese Veränderungen treten im Bereich der vorderen Scharnierteile direkt an den Kontaktstellen der Befestigungsschraube mit der Wangenschleimhaut auf. Wegen des mechanischen Drucks verändert sich die anliegende Schleimhaut schon nach kurzer Zeit. Zuerst zeigt sich ein begrenztes, leicht gerötetes, abdruckähnliches atrophisch verändertes Areal, so wie man das oft nach Entfernung einer Nance-Apparatur oder einer kunststoffgetragenen GNE-Apparatur sehen kann.

Bei weiterer unveränderter Einwirkung der Apparatur bildet sich wegen des chronischen Reizes eine hyperplastisch veränderte „Randwucherung". Solche Gebilde sehen sehr abenteuerlich aus, so dass sie bei manchen unerfahrenen Kollegen Schrecken, Entsetzen und auch Panik auslösen können. Die Ursache dafür ist ein relativ weit von der Zahnreihe abstehender Befestigungszylinder mit der Befestigungsschraube. Dies passiert meist bei Patienten mit relativ kleinem Mund und straffer perioraler Muskulatur. An der Kontaktstelle Schraube – Schleimhaut bewirken der Druck und der chronische Reiz die hyperplastischen Veränderungen. Diese Veränderungen sind reversibel. Nach Entfernung des Scharniers normalisiert sich der Zustand der Schleimhaut schon nach kurzer Zeit. Meistens mussten wir zur Entlastung der Schleimhaut nur die Befestigungszylinder und das Gewinde der Befestigungsschraube etwas kürzen. Nur in einem Fall wurde das Gerät frühzeitig entfernt wegen Hyperplasie mit leichter Begleitentzündung (Abb. 55).

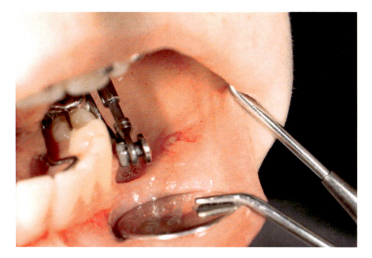

a.

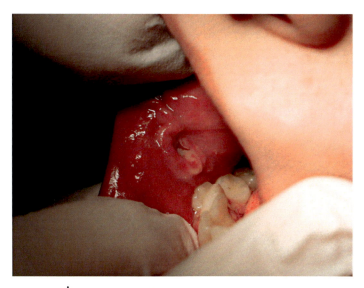

b.

Abb. 55 Schleimhauthyperplasie

a. Druckirritation der anliegenden Wangenschleimhaut bei Verwendung eines Cantilever Bite Jumper | b. Hyperplastisch veränderte „Randwucherung" der Wangenschleimhaut bei Verwendung eines Cantilever Bite Jumper. Zustand nach Entfernung der Apparatur

6. Funktionsstörungen des Kauorgans

Dies ist ein Thema, bei dem wir auch nach vielem Lesen und Fortbildungen bei namhaften Referenten, z. B. in chronologischer Reihenfolge die Professoren W. Schulte, R. Reich, G. Mayer, A. Bumann und anderen, bis heute in manchen Fällen sehr unsicher sind mit Funktionsstörungen des Kiefergelenks. Vor ein paar Jahren fanden wir eine sehr interessante Fortbildung zu diesem Thema: Applied Kinesiology (Dr. H. Garten). Sie half uns sehr, die Pathogenese der Funktionsstörungen des Kauorgans zu begreifen und brachte etwas Licht ans Ende des Tunnels, wo wir uns bei der Suche nach Lösung eines therapeutischen Problems befinden. Und trotz unseres Wissens führen manche Fälle zur Frustration beim Behandler und zum Leiden bei den Patienten. Der Fall, den wir hier beschreiben möchten, war eine solche Frustration.

Die 11-jährige Patientin wurde vom Hauszahnarzt zu uns überwiesen mit moderatem Engstand in beiden Fronten, Labialstand der oberen Eckzähne, Protrusion der oberen Front und distaler Bisslage mit neutraler Wachstumsrichtung. Es bestanden keine Beschwerden im Kiefergelenkbereich. Nach der Vorbehandlung mit einem Bionator und Durchbruch aller Prämolaren haben wir die aktive Behandlung mit der Multibracket-Apparatur (Speed-System) eingeleitet. Der Verlauf war komplikationslos, so dass wir nach 18 Monaten die aktive Behandlung beenden und die Multibracket-Apparatur entfernen konnten. Zur Feineinstellung der Okklusion wurde ein gnathologischer Positioner nach instrumenteller Funktionsanalyse und Modell-Set-up angefertigt und eingesetzt. Im Ober- und Unterkiefer-Frontbereich wurden festsitzende Retainer geklebt. Die Patientin wurde zur Retentionskontrolle nach 3 Monaten wieder einbestellt.

Nach 10 Wochen kam die Patientin mit Schmerzen im Bereich des linken Kiefergelenks und Behinderung der Mundöffnung (SKD 25 mm) in unsere Sprechstunde. Die manuelle Funktionsanalyse ergab den Verdacht auf eine Diskusluxation ohne Reposition links. Nach sofort durchgeführter manueller Diskus-Reposition links verbesserte sich die Mundöffnung (SKD 30 mm).

Die Kontrolluntersuchung eine Woche später zeigte eine deutliche Besserung, eine fast normale Mundöffnung (SKD 38 mm), es bestanden keine Schmerzen mehr. Die Patientin gab zu, den Positioner nicht nach unseren Anweisungen getragen zu haben.

Als Grund für die Intoleranz nannte sie eine störende Wirkung beim Schlaf. Nach entsprechender Aufklärung bestellten wir die Patientin nach einem Monat zur erneuten Kontrolle. Danach zeigte der Verlauf der Krankengeschichte abwechselnden Charakter. Auf Besserungsphasen folgten Perioden mit einer Verschlechterung der Symptomatik, das gleiche Bild zeigten der Gesichtsausdruck und die Stimmung der Patientin. Die konsiliarische Untersuchung in der Medizinischen Hochschule in Hannover und eine MRT-Untersuchung vor Ort bestätigten unsere klinische Diagnose. Auch die später eingeleitete Therapie mit einer Repositionsschiene, die von unserer Patientin ebenso wie der Positioner nicht akzeptiert wurde, brachte keine gravierenden Veränderungen im klinischen Verlauf. Und so dauerte diese Geschichte mehr als ein Jahr, bis zu dem Tag, an dem unsere Patientin eine Praxis für Krankengymnastik, Physiotherapie und Osteopathie in Oldenburg aufsuchte. Nach dort durchgeführter Behandlung – Zitat: „Manuelle Therapie, osteopathische Cranio-Sacral-Therapie" – konnte die glückliche Patientin beschwerdefrei und mit normaler Mundöffnung (SKD 40 mm) aus unserer Behandlung und Retentionskontrolle entlassen werden (Abb. 56).

7. Rezidiv

Dr. Gundi Mindermann, Bundesvorsitzende des BDKs, bezeichnete das Rezidiv in der Kieferorthopädie als „naturgegebenen Klassiker". Und das ist so: Bei Behandlungsabschluss freust du dich zusammen mit den Patienten über ein zufrieden stellendes Resultat, du führst das Abschlussgespräch mit der Betonung auf die notwendige Retention und verabschiedest den Patienten und seine Eltern „für immer".

Aber nach gewisser Zeit steht manchmal der schon etwas erwachsener gewordene Patient wieder in deiner Sprechstunde wegen rezidiviertem Frontengstand, Lücken, Rotationen oder anderen insbesondere ästhetisch den Patienten störenden Zahnfehlstellungen.

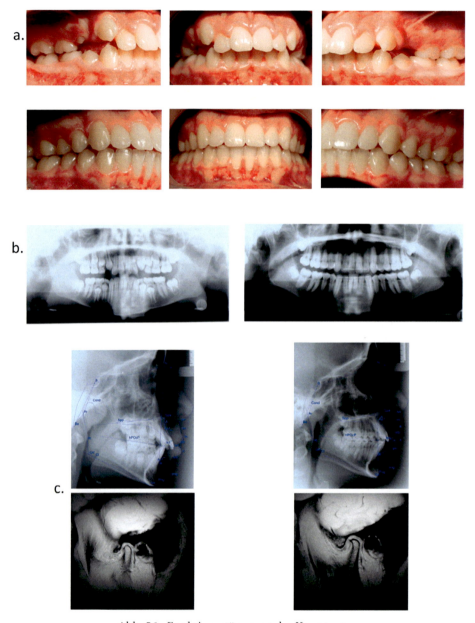

Abb. 56 Funktionsstörungen des Kauorgans
a. Intraorale Fotos vor und nach der Behandlung mit Multibracket-Apparatur
b. Panoramaschichtaufnahme und Fernröntgenseitenbild vor und nach der Behandlung
c. MRT-Darstellung beider Kiefergelenke. Anteriore Luxation des Discus articularis links

Das ist für uns als Behandler eine „naturgegebene Katastrophe". Bei dieser Begegnung hilft es uns nicht festzustellen, dass der Patient die Retentionsgeräte schlecht oder nicht getragen hat, Er oder Sie stehen da und wünschen von uns eine Korrektur. Uns hilft nur eine Regel am Ende der Behandlung: Um ein Rezidiv zu verhindern, muss die Retention ausreichend sein!

Als Illustration dazu soll der Behandlungsfall einer 12-jährigen Patientin dienen, die wir wegen anteriorem Engstand in beiden Kiefern mit Labialstand des oberen rechten Eckzahnes bei progener Erscheinungsform (Kl. III) behandelt hatten. Der Abschluss der Behandlung erfolgte mit einem Kleberetainer in der Unterkieferfront, einem Essix-Retainer in der Oberkieferfront, mit zusätzlich nächtlich zu tragenden Ober- und Unterkiefer-Retentionsplatten (Abb. 57).

Die Patientin kam nach 5 Jahren wieder in unsere Sprechstunde mit einer Rotation des oberen rechten Eckzahnes, Kreuzbiss bei 13/43 und Kopfbiss bei 12/42. Die Patientin gab an, dass sie schon seit langer Zeit keinen Essix-Retainer und natürlich keine Retentionsplatten mehr trug.

Wir fragen uns, warum wir beim Abschluss der Erstbehandlung nicht auf einem Kleberetainer von 13 bis 23 bestanden hatten. Vielleicht wollten die Patientin und ihre Eltern dies aus irgendwelchen Gründen damals nicht oder die Retentionsgeräte, die wir damals planten, waren für diese Malokklusion und für diese konkrete Patientin nicht ausreichend. Wir haben eine zweite Behandlung durchgeführt, die dann mit Ober- und Unterkiefer-Kleberetainern und zusätzlich nächtlichem Tragen eines Positioners abgeschlossen wurde (Abb. 58).

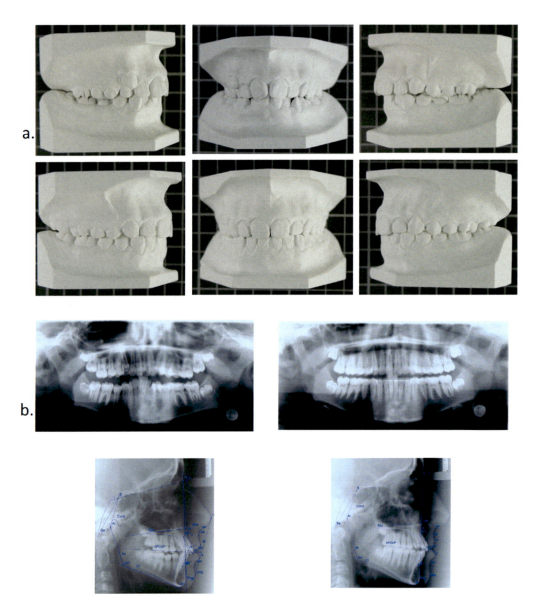

Abb. 57 Rezidiv. Erstbehandlung

a. Gebissmodelle vor Beginn und nach der Behandlung
b. Panoramaschichtaufnahme und Fernröntgenseitenbild vor und nach der Behandlung

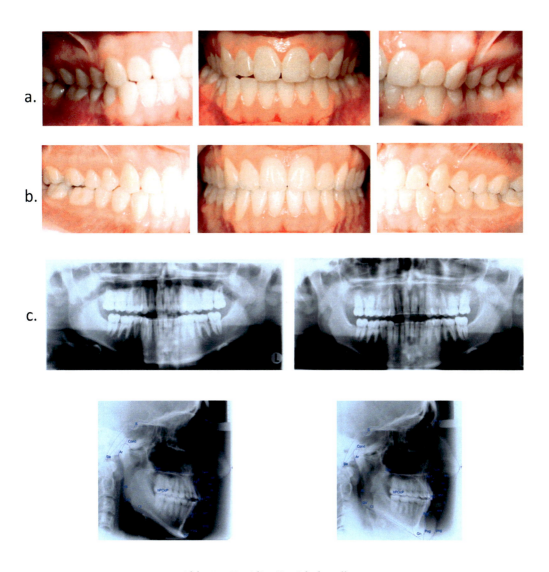

Abb. 58   Rezidiv. Zweitbehandlung

a. 5 Jahre nach Abschluss der ersten Behandlung. Intraorale Fotos – Kreuzbiss bei 13/43 mit Mesiorotation von 13. Kopfbiss bei 12/42 | b. Intraorale Fotos nach der zweiten Behandlung | c. Panoramaschichtaufnahme und Fernröntgenseitenbild vor und nach der Behandlung

VI. EIN BISSCHEN STATISTIK – QUALITÄT TROTZ QUANTITÄT?

Nach über 20 praktischen Jahren in unserer Praxis möchten wir gern etwas genauer wissen, was wir eigentlich in dieser Zeit gemacht haben. Wer waren unsere Patienten, welche Gebissfehlentwicklungen forderten uns in der täglichen Praxis heraus, welche Taktik wendeten wir an, wie oft haben wir Zahnextraktionen als Therapie befürwortet, wie oft hatten wir mit kieferorthopädischen Komplikationen zu kämpfen und vor allem, wie oft waren wir zufrieden mit dem Endresultat? Alle diese Fragen könnten wir nur durch langwierige, ermüdende, aber lohnende statistische Aufarbeitung beantworten. Das haben wir auch gemacht. Nur ein bisschen.
In 20 Jahren wurden in unserer Praxis (laut Computer) 9621 Patienten kieferorthopädisch behandelt. Wir sind nicht ganz sicher, dass diese Zahl wirklich stimmt, da wir in dieser Zeit fünfmal das Computer-System wechselten und sich evtl. bei der Umstellung kleine Fehler eingeschlichen haben könnten. Im Großen und Ganzen sind aber 10 000 Patienten in diesen Jahren eine relativ sichere Zahl. Für unsere statistische Auswertung konnten wir Patientendaten, Röntgenbilder und Fotos erfassen.

Wir haben uns entschlossen, unsere letzten 735 von uns behandelten und abgeschlossenen Fälle auszuwerten. (Warum gerade 735 Fälle? Zu mehr Ermittlungsarbeit fehlte uns die notwendige Motivation). Diese Fallzahl umfasste 59 % weibliche und 41 % männliche Patienten, eingeschlossen 7,9 % erwachsene Patienten, davon zwei Drittel (5,2%) Frauen. Die hier aufgeführten Zahlen ergaben eine deutliche Prävalenz des weiblichen Geschlechts.

Die unterschiedlichen Gebissfehlentwicklungen zeigten folgende Häufigkeit:
An erster Stelle steht mit 37 % die Gruppe von Patienten mit einer Kl. II-1-Dysgnathie, an zweiter Stelle mit 32 % die Gruppe der Patienten mit einer Kl. III-Dysgnathie und an dritter Stelle mit 20 % die Gruppe der Patienten mit einer Kl. II-2-Dysgnathie, gefolgt von Patienten der Kl. I-Dysgnathie mit 9 %. Patienten mit Lippen-Kiefer-Gaumen-Spalten fanden sich in 1,5 % der Fälle, Patienten mit Down-Syndrom entsprachen 0,5 % der Fälle (Abb. 59).

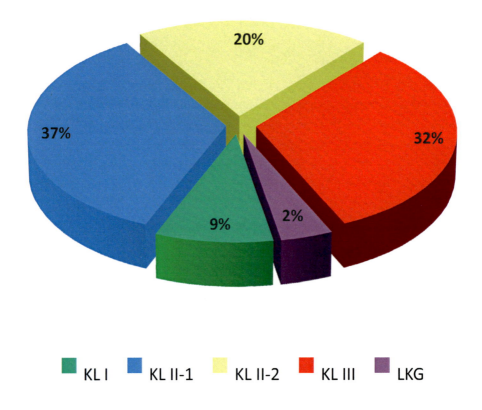

Abb. 59 Grafische Darstellung: Häufigkeit / Variationen der Gebissfehlentwicklungen in 735 untersuchten Behandlungsfällen

Die Behandlungstechniken erfassten wir statistisch in zwei Gruppen: ausschließlich mit herausnehmbaren Apparaturen durchgeführte Behandlungen (20,5 %) und Behandlungen mit festsitzender Apparatur (79.9 %). Dabei muss erwähnt werden, dass in vielen Fällen der Behandlung mit einer Multibracket-Apparatur zusätzlich kombiniert mit einer herausnehmbaren Apparatur, z. B. Twinblock, Aufbiss-Schienen, schiefer Ebene etc. behandelt wurde. Eine große Gruppe von Patienten mit herausnehmbaren Apparaturen wie z. B. bei Frühbehandlungen oder Retentions-Behandlungen wurden hier statistisch nicht erfasst. Eine interessante Fallzahl in dieser Studie (4,1 %) betrifft die kombinierten Behandlungen, die wir in Zusammenarbeit mit der Kieferorthopädischen und Kieferchirurgischen Klinik der Medizinischen Hochschule Hannover (Prof. Dr. R. Schwestka-Polly und Prof. Dr. Dr. N. C. Gellrich) oder auch der Kieferchirurgischen Klinik Bremen-Mitte (Prof. Dr. Dr. A. Bremerich) durchgeführt haben. An dieser Stelle möchten wir unseren besonderen Dank für die Unterstützung und die exzellente Zusammenarbeit bei der Vorbereitung unserer Patienten zur chirurgischen Korrektur Prof. Dr. R. Schwestka-Polly ausdrücken.

Die schwierige Frage in der praktischen Kieferorthopädie hinsichtlich einer Behandlung mit oder ohne Extraktion ist für uns immer noch eine Herausforderung. In dieser Studie fanden wir Behandlungen mit Extraktionen von Prämolaren oder ersten Molaren in 7,8 % der Fälle. Es muss gesagt werden, dass wir früher viel häufiger die Entscheidung zur Zahnextraktion trafen, in den letzten 8-9 Jahren hat sich diese Zahl dank der Einführung der Low Force Technik gravierend hin zu einer Nichtextraktion gewandelt. Uns interessierte auch besonders die Häufigkeit von Gebissfehlentwicklungen mit verlagerten und retinierten Zähnen. Wir fanden insgesamt 138 verlagerte/retinierte Zähne, am häufigsten waren Eckzähne betroffen. Im Hinblick auf die Lokalisation dominierten die retinierten Zähne mit 76 %, palatinal verlagert waren davon nur 19,7 %. Die Weisheitszähne wurden in dieser Studie nicht berücksichtigt. Neben den Retentionen waren für uns auch die gefundenen Aplasien in dieser statistischen Aufstellung von Interesse. Die ermittelte Zahl der diagnostizierten Aplasien betraf insgesamt 33 Zähne, am häufigsten fehlten die oberen seitlichen Inzisivi.

Und nun zu der Frage: Qualität trotz Quantität?
Heute, nach über 20 Jahren Tätigkeit in eigener Praxis, möchten wir gerne wissen, wie gut haben wir eigentlich gearbeitet? Natürlich haben wir jeden Tag versucht, unser Bestes zu tun. Trotzdem wechselten unsere Emotionen beim Behandlungsabschluss zwischen Begeisterung, Zufriedenheit, Akzeptanz, Enttäuschung und Unzufriedenheit. Wir haben versucht, ungefähr die Qualität unserer Arbeit zu bemessen. Die moderne Kieferorthopädie bezieht sich häufig auf ein international anerkanntes Qualitätskriterium – den PAR-Index (Peer Assessment Rating). Diesen PAR Index – betreffend Zahnstellungs- und Okklusionsabweichung – haben wir in unserer Arbeit nicht angewandt, da wir von Anfang an als Untersuchungsmaterial nur computererfasste Daten – wie Pati-

entendaten, Fotos, Röntgenbilder und Karteikarten zugrunde gelegt hatten. Wir wollten nicht 735 Abschluss-Modelle auswerten, was aber für die Ermittlung des PAR Index unentbehrlich gewesen wäre. Außerdem handelt es sich beim PAR Index um einen okklusalen Index, der nicht alle Faktoren berücksichtigt, die zur Bewertung der Gesamtqualität einer Behandlung wichtig sind, z. B. Karies, Wurzelresorptionen, Gingivarezessionen, funktionelle Abweichungen, faciale Ästhetik etc. Diese Aussage haben wir aus der wissenschaftlichen Studie von T. Hetz geliehen, und dies entspricht auch unserer Überzeugung.

Für eine Qualitätsbewertung unserer Arbeit erlauben wir uns, die 735 Fälle einfach nach „zufrieden stellend" und „nicht zufrieden stellend" aufzuteilen. Für die Bewertung „zufrieden stellend" mussten die folgenden 5 visuellen Merkmale stimmen:
- Ästhetisch zufrieden stellend ausgeformte Zahnbögen
- Keine gravierenden Abweichungen der Mittellinie (bis 1 mm)
- Die Stellung der oberen und unteren Eckzähne entspricht der Kl. I der Normokklusion
- Gesicherte multiple Intercuspidation
- Stabilität in der Retentionsphase (1 Jahr)

Die Auswertung der vorhandenen Fotos und Röntgenbilder ergab folgende prozentualen Verhältnisse:
„Zufrieden stellend" – 71 %   „Nicht Zufrieden stellend" – 29 %.

Manchmal stimmen am Behandlungsende zwar Zahnstellung und Okklusion, aber dennoch können wir das erreichte Resultat nicht als zufrieden stellend bezeichnen, z. B. wegen während der Behandlung aufgetretener Gingivarezessionen oder Wurzelresorptionen. In der Bewertung unserer Arbeit haben wir unter „nicht zufrieden stellend" Gingivarezessionen mit 0,9 % und Wurzelresorptionen mit 0,7 % berücksichtigt, vor Behandlungsbeginn nicht diagnostizierte Ankylosen betrafen 0,3 %.

Die Frage „Qualität trotz Quantität? ist für uns eine rein rhetorische Frage. Wir erwarten auf diese Frage keine Antwort, da es sie nicht gibt und mit unseren „statistischen" Daten auch nicht beantwortet werden kann. Diese Frage existiert aber in einer Praxis mit großer Patientenzahl. So wie wir fragt sich jeder Behandler: Wie gut versorge ich meine Patienten? Die Antwort hierauf kann man nur beim Austausch von Erfahrungen mit Kollegen oder in Vergleichsstudien finden.

VII. NACHWORT

Es war für uns eine sehr interessante Zeit, an diesem Buch zu arbeiten. Wir möchten ausdrücklich darauf hinweisen, dass es keineswegs unsere Absicht war, unsere tägliche Arbeit als außergewöhnlich oder besonders darzustellen. Selbstverständlich sind wir nicht perfekt und auch nicht überzeugt, dass das in diesem Bericht dargestellte Arbeitssystem das Beste ist. Wir sind uns im Gegenteil sehr sicher, dass man vieles noch besser gestalten kann. Diese Arbeit sehen wir als kleinen Beitrag zum Austausch praktischer Erfahrungen von Behandler zu Behandler. Wir berichten hier nur über unsere Suche und unsere Wege zu einer besseren Versorgung unserer Patienten. Und gegenüber jüngeren Kollegen haben wir nur einen kleinen Vorteil in der zeitlichen Dimension von ca. 20 Jahren, in denen nicht nur gearbeitet, gelesen, fort- und weitergebildet, sondern auch Fehler gemacht wurden. Diese Fehler sind unserer Meinung nach das beste Lernmaterial, das uns zur Verfügung steht. Wir hoffen, dass dieses Buch gerade jüngeren Kollegen helfen kann, von unseren Erfahrungen zu profitieren und aus unseren Fehlern zu lernen.

Und noch eine letzte Bemerkung: In dieser Arbeit findet der Leser neben der Beschreibung oder Aufführung der verschiedenen Materialien (Brackets, Bögen, Kleber etc.) Hinweise auf die Firmen, die diese Produkte vertreiben. Wir haben selbstverständlich keine materiellen Vorteile dadurch. Die Nennung dieser Firmen ist nur als kleiner Service für unsere Leser gedacht, damit man nicht länger suchen muss, wo man die einzelnen Produkte finden kann.

VIII. LITERATURVERZEICHNIS

1. Bagden A, The Damon System: Questions and Answers. Clinical impressions (2005), 14, 4-13
2. Bennett JC, McLaughlin RP (1998) Kieferorthopädisches Management mit der vorprogrammierten Apparatur. Deutscher Ärzte-Verlag, Köln
3. Berger JL, Waram T, Force Levels of Nickel Titanium Initial Archwires. J Clin Orthod (2007), 41, 5, 286-292
4. Bertl MH, Bantleon HP, Die binding-determinierte Geometrie der 3-Bracket-Beziehung. Inf Orthod Kieferorthop (2012), 44, 2-62
5. Brezniak N, Wasserstein A, Orthodontically indused inflamatory Root Resorption. Part I: The Basic Sciance Aspects. J Angle Orthod (2002), 72,175-179
6. Brezniak N, Wasserstein A, Orthodontically induced inflamatory Root Resorption. Part II: The Clinical Aspects. J Angle Orthod (2002), 72, 180-184
7. Byloff FK, The Speed-System – A treatment philosophy of self-ligating brackets. Inf Orthod Kieferorthop (2003), 35, 45-53
8. Cacciafesta V, Sfondrini MF, Ricciardi A et al. Evaluation of friction of stainless steel and esthetic self-ligating brackets in various bracket-archwire combinations. Am J Orthod Dentofacial Orthop (2003), 124, 395-402
9. Chen SH, Greenlee GM, Smith CL, Huang GJ, Systematic review of self-ligating brackets. Am J Orthod Dentofacial Orthop (2010), 726, 1-18
10. Clarc WJ, (1998) Die funktionelle Therapie mit dem Twinblock. Hüthig, Heidelberg
11. Cornelis MA, Mahy P, Devogelair J, De Clerck HJ, et al. Does orthodontic loading influence bone mineral density around titanium miniplates? An Experimental study in dogs. Orthod and craniofacial Research (2010), 13/1, 21-27
12. Cornelis MA, Scheffler NR, Nyssen-Behets C, De Clerck HJ et al. Miniplatten zur temporären skelettalen Verankerung aus der Sicht von Patienten und Kieferorthopäden – eine prospektive Studie. Inf Orthod Kieferothop (2009), 41, 103-109
13. Damon DH (2004) Damon System. The Workbook. Ormco Corporation
14. Damon DH, Crowdet cases- Face-driven treatment planning utilizing physiologic adaptive mechanics. Inf Orthod Kieferorthop (2003), 35, 27-43
15. De Clerck JH, Cornelis MA, Biomechanics of skeletal anchorage. Part 2: Class II nonextraction treatment. J Clin Orthod (2006), 40, 290-298

16. Diedrich P (2002) Kieferorthopädische Behandlung Erwachsener. In: Praxis der Zahnheilkunde. Kieferorthopädie III, 173-208. Urban&Fischer, München – Jena
17. Gabersek G (2007) Kraftsysteme in Abhängigkeit von der Zahnfehlstellung – Nivellierungsbögen im Vergleich. Dissertation. Düsseldorf
18. Hasund A (1984) Klinische Kephalometrie für die Bergen-Technik. Bergen
19. Hetz T (2007) Vergleichende retrospektive Bewertung des Therapieerfolgs kieferorthopädischer Behandlungen. Dissertation. Düsseldorf
20. Hierl T, Hemprich A, Krey KF, Hümpfner-Hierl H, Distraktionsosteogenese des Oberkiefers – Indikation und Anwendung extraoraler Systeme. Inf Orthod Kieferorthop (2011), 43, 162-165
21. Holtmann S (2012) Nivellierungseffektivität und initiale Kraftsysteme verschiedener Bracket/Drahtbogen-Kombinationen bei kombinierter Zahnfehlstellung. Dissertation. Bonn
22. Ingraham RL, Distalizing Appliance. Clinical impressione (2002), 11, 26-27
23. Johnson ES, Rapid bite opening. PCSO Bulletin (2011), 3, 44-47
24. Kahl-Nieke B (2002) Retention, Stabilität, Rezidiv. In: Praxis der Zahnheilkunde. Kieferorthopädie III, 209-239. Urban&Fischer, München – Jena
25. Kinzinger GM, Eren M, Diedrich P, Treatment effect of intraoral appliance with conventional anchorage design for non-compliance maxillar molar distalisation: a literature review. Europ J Orthod (2008), 30, 558-571
26. Kurol I, Owman-Moll P, Hyalinisation and root resorption during early orthodontic tooth movement. Angle orthod (1998), 2, 161-166
27. Londa G, Die Verankerungsqualität von Mikrotitanplatten mit kurzen Mikroschrauben bei kieferorthopädischen Verankerungsaufgaben. J Orofac Orthop (2005), 66, 67-77
28. Marcotte MR (1992) Segmentierte Bogentechnik in der Praxis. Deutscher Ärzte-Verlag, Köln
29. Melsen B, Fiorelli G, Wer braucht heute noch Biomechanik? Inf Orthod Kieferorthop (2010), 42, 87-96
30. Mert E (2006) Therapieeffekte verschiedener intraoral verankerter kieferorthopädischer Apparaturen zur kooperations-unabhängigen Distalisation von Oberkiefermolaren. Eine Metaanalyse. Dissertation/Habilitation. Aachen
31. Moro A, Janson G, de Fritas MR, Henriques JF, Petrelli NE, Lauritis JP, Class II correction with the Cantilever Bite Jumper. Angle Orthod (2009), 79, 221-229

32. Moro A, Janson G, Moresca R, et al. Comperative study of complications during Herbst treatment with Cantilever Bite Jumper and removable mandibular acrylic splint. Dental Press J Orthod (2011), 16, 29-31
33. Moser L, Schneider-Moser U, Fonnasetti M, Das Verhalten von DAMON MX – und konventionellen Brackets während der initialen Behandlungsphase: eine prospektive in-vivo Studie. Inf Orthod Kieferorthop (2011), 43, 83-88
34. Mulligan TE (1987) Orthodontische Mechanik und gesunder Menschenverstand. American Orthodontics, Lemgo
35. Pancherz H, Ruf S (2008) The Herbst Appliance. Research-based clinical management. Quintessenz, Berlin
36. Pennazio S, Homeostasis: a history of biology. Riv Biol (2009), 102, 2, 253-271
37. Pitts TR, Begin with the End in Mind: Bracket Placement and Early Elastics Protocols for Smile Arc Protection. Clinical Impressions (2009), Vol. 17, No.1, 4-13
38. Proffit WR, Fields HW, Sarver DM (2012) Contemporary orthodontics. Mosby, St. Louis
39. Richter U, Richter F (2007) Die Behandlung der Angle Kl. II mit dem gelöteten Herbstscharnier. Eigenverlag, Würzburg
40. Rinchuse DJ, Kandasamy S, Mythen der kieferorthopädischen Gnathologie. Inf Orthod Kieferorthop (2010), 42, 138-146
41. Risse G, Qualitätsstandards für die Kieferorthopädie/Orthodontie. (2004), In UOO/COO Münster
42. Scheriau M, Enislidis G, Bantleon HP, Die Drei-Bracket-Beziehung. Inf Orthod Kieferorthop (2003), 35, 9-12
43. Schumacher HA, Bourauel Ch, Drescher D, Bogengeführte Zahnbewegung – Dynamik, Effektivität und Nebenwirkungen. Fortschritte der Kieferorthopädie (1991), 52, 141-152
44. Schwindling FP (1994) Theorie und Praxis der Segmentbogentechnik nach Burstone. Edition Schwindling, Merzig
45. Seemann M, Bernhart T, Grismani AG, Bantleon HP, Impaktierte obere Eckzähne – eine Literaturübersicht. Inf Orthod Kieferorthop (2006), 38, 29-40
46. Segner D, Ist eine Diagnose bei Behandlung mit modernen kieferorthopädischen Materialien noch notwendig? Inf Orthod Kieferorthop (2010), 42, 77-86
47. Sheridan J (2005) The Updated Air-Rotor Stripping (ARS). Manual. New Orleans
48. Thomas WW, Variable Torque for Optimal Inclination. Clinical Impressions (2009), Vol. 17, No. 1, 21-29

49. Timms DJ (1986) Forcierte Gaumennahterweiterung. Qintessenz, Berlin
50. Watted N, Teuscher T (2005) Verlagerte Zähne. Diagnose und erfolgreiche Therapie. Quintessenz, Berlin
51. Weiland F, Bantleon HP, Droschl H, Die kieferorthopädische Tiefbissbehandlung bei Erwachsenen – ein Vergleich der Straightwire Apparatur und der segmentierten Bogentechnik. Fortschritte der Kieferorthopädie (1992), 53, 153-160
52. Weise W (1992) Kieferorthopädische Kombinationstherapie. Urban und Schwarzenberg, München
53. Weyrich C, Noss M, Lisson JA, Vergleich einer modifizierten GNE-Apparatur mit weiteren Apparaturen zur Transversalerweiterung der Maxilla. J Orofac Orthop (2010), 71, 265-272
54. Winkel T (2000) Vergleich supereleastischer kieferorthopädischer Nivellierungsbögen in Relation zur Bracketbreite. Dissertation. Hamburg
55. Zachrisson BU, Ästhetische Aspekte bei der Exposition von Zähnen und die Gestaltung des Lächelns. Inf Orthod Kieferorthop (2007), 39, 9-10

Die Autoren

Theresia Londa

- Studium der Zahnmedizin an der Universität Düsseldorf
- Promotion zum Dr. med. dent. – Universität Düsseldorf
- Weiterbildung zur Fachzahnärztin für Kieferorthopädie an der Universität Düsseldorf
- bis 1989 Oberärztin in der Abteilung für Kieferorthopädie der Universität Düsseldorf
- seit 1990 niedergelassen in Gemeinschafts-Praxis für Kieferorthopädie
- Mitglied der Deutschen Gesellschaft für Kieferorthopädie und im Berufsverband der Deutschen Kieferorthopäden

Gennadij Londa

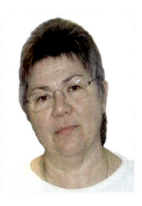

- Studium der Stomatologie an der Universität Moskau mit dem Abschluss – Arzt für Stomatologie
- Weiterbildung zum Fachzahnarzt für Oralchirurgie in der Klinik für Mund-, Kiefer-, Gesichtschirurgie der RWTH Aachen und in der Klinik für zahnärztliche Chirurgie und Parodontologie der Universität Düsseldorf
- Promotion zum Dr. med. dent. – Universität Düsseldorf
- Studium an der Universität Krems – Abschluss: MSc Kieferorthopädie
- seit 1990 niedergelassen in Gemeinschafts-Praxis für Kieferorthopädie
- Mitglied der Deutschen Gesellschaft für Kieferorthopädie
- 2006 Wissenschaftliche Auszeichnung der Deutschen Gesellschaft für Kieferorthopädie: Preis für die beste Jahres-Publikation aus dem Bereich der Praxis

book-on-demand ... Die Chance für neue Autoren!
Besuchen Sie uns im Internet unter www.book-on-demand.de
und unter www.facebook.com/bookondemand